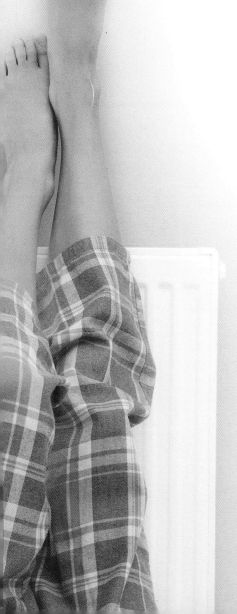

幸福女人暖出来

吴贵勋 著

U0214738

 海峡出版发行集团 | 福建科学技术出版社
THE STRAITS PUBLISHING & DISTRIBUTING GROUP | FUJIAN SCIENCE & TECHNOLOGY PUBLISHING HOUSE

图书在版编目（CIP）数据

幸福女人暖出来/吴贵勋著．—福州：福建科学
技术出版社，2019.3
ISBN 978-7-5335-5786-7

Ⅰ.①幸… Ⅱ.①吴… Ⅲ.①女性－祛寒－基本知识
Ⅳ.① R254.1

中国版本图书馆 CIP 数据核字（2018）第 300642 号

书　　名	幸福女人暖出来
著　　者	吴贵勋
出版发行	福建科学技术出版社
社　　址	福州市东水路 76 号（邮编 350001）
网　　址	www.fjstp.com
经　　销	福建新华发行（集团）有限责任公司
印　　刷	福建彩色印刷有限公司
开　　本	710毫米 ×1020毫米　1/16
印　　张	10
图　　文	160 码
版　　次	2019 年 3 月第 1 版
印　　次	2019 年 3 月第 1 次印刷
书　　号	ISBN 978-7-5335-5786-7
定　　价	38.00 元

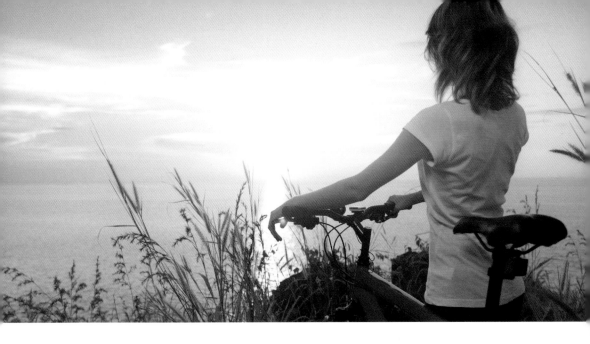

序言

让体温升高一度吧

　　温度无处不在，时时刻刻影响着我们的日常生活，但对于大多数人来说，它只是一个气象学的概念，仅仅关系到今天或明天穿多少衣服，出门是否带伞等。殊不知，温度在维护我们的健康中也起到了至关重要的作用，人们可以利用温度来监测健康情况，预防和治疗疾病。

　　自然是个大宇宙，人体是个小宇宙。对于人体这颗星球而言，血液相当于地球上的水，它维系着我们生生不息的生命。只有合适的温度，才能使血液在全身循环不息，维持着各个脏器的生理活动，让生命有了保障。温度降低，血液流速就会减慢，出现淤堵等非正常变化；温度进一步降低，血液就会凝固，人就面临死亡的威胁。泰坦尼克号上的乘客，在海里等待救援的时候，很多遇难者并不是被海水淹死的，而是因为长时间浸泡在海水中，水温太低，时间过长，导致了生命功能的最后衰竭。据统计，当体温下降到35摄氏度时，人的死亡率约为30%；当体温低于25摄氏度时，生还的希望就非常渺茫了。

在大自然中，温度决定了农作物的生长和收成状况。人们只有保证农作物所需要的温度条件，再加上农民的辛勤劳作，庄稼才会呈现一派生机勃勃的画面。人类也是大自然的产物，同样需要一个适宜的温度为身体的正常运转保驾护航。随着生活水平的提高，人们对健康越来越重视，但却往往忽视了最平常的生命条件——体温。事实上，这个不被我们关注的重要因素不仅能够影响人体的免疫力，它还与新陈代谢、自主神经息息相关。[注：自主神经是人类神经系统中非意识可控制的神经系统。这个系统掌控了唾液分泌、胃肠蠕动、膀胱收缩等功能。当人们处在压力之下，跟自主神经有关的功能常会出现不正常的运作，常见的问题有，腹泻、胃痉挛、口干、火气大、失眠等。举一个直观的例子，有人考试前，压力一大，就会老跑厕所。]

研究表明，基础体温偏高一些，首先让身体受益的就是内脏功能变得活跃。由于机体体温较高，体内的消化酶以及对内脏有益的其他酶便有了活力，从而可以预防便秘、胃胀气、尿频等。同时，高体温还可以提高免疫力，提升抵抗外来病毒、细菌的白细胞的"战斗力"，改善体质。这里所说的高体温并不是我们通常所说的发热后体温升高，而是指在正常的基础体温范围内保持一个较高的水平，所以，这种"高"体温对人体不仅没有危害，反而益处多多。维持身体健康，人的体温需要保持在36.5摄氏度以上才行。但是，现在很少有人的体温能够维持在这个温度。大多数人的体温只有36摄氏度左右，而体温在35.5摄氏度左右的人数则越来越多。

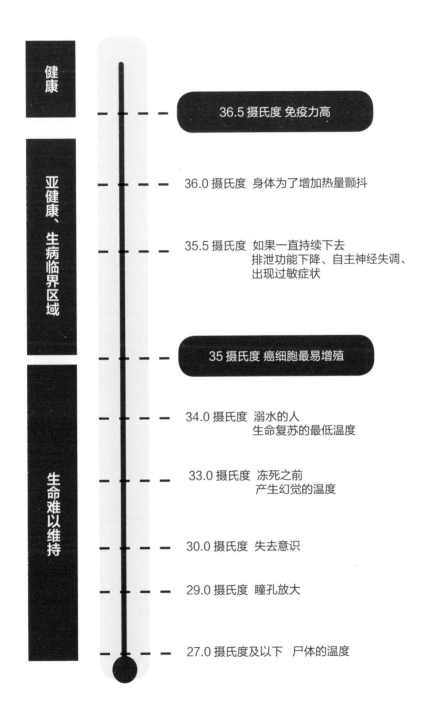

健康

36.5 摄氏度 免疫力高

36.0 摄氏度 身体为了增加热量颤抖

亚健康、生病临界区域

35.5 摄氏度 如果一直持续下去
排泄功能下降、自主神经失调、
出现过敏症状

35 摄氏度 癌细胞最易增殖

34.0 摄氏度 溺水的人
生命复苏的最低温度

33.0 摄氏度 冻死之前
产生幻觉的温度

生命难以维持

30.0 摄氏度 失去意识

29.0 摄氏度 瞳孔放大

27.0 摄氏度及以下 尸体的温度

人的健康离不开两大要素——充足的气血和畅通的经络。当温度下降后，水不易蒸发，湿气就大；湿的沉重反过来又加重了血液的凝滞，使血液运行的速度更加缓慢；这样，各脏器的供血就会减少，脏器的功能就会下降；脏器的功能一下降，产热就减少，体温进一步下降，这样恶性循环，造成我们的身体湿重痰淤。我们知道，潮湿阴冷的环境适宜真菌、细菌的生长，身体长期湿冷，很容易造成细菌繁殖，使体内"发霉"，引发各个器官的慢性炎症。体内温度如果长期得不到改善，各种脏器长期缺血，慢性炎症就会久治不愈。量变终会引起质变，血管被严重阻塞，慢性炎症发展为各种肿瘤。解决这一切的根本就是让人体的温度上升，湿气蒸发，这样血液流动自然就畅快了，脏器的供血又恢复了，"发霉"的地方干爽了，身体重新进入新陈代谢的良性循环状态。

一日三餐吃进去的食物，是保证身体正常运转最重要的能量来源。吃的食物中有温热属性的，也有寒凉属性的。例如，在寒冷的冬天只要喝下一碗热气腾腾的羊肉汤，你会感到全身从内到外的温暖，整个身体都舒展开了；在炎热的夏天只要喝下一瓶冰镇饮料，那广告词中所谓的"透心凉"就会让你身体发冷，浑身收缩。

但是，由于科技发展迅猛，人们大量地吃着反季节蔬菜水果，饮用着冰箱里的冷饮。过去我们在夏天吃一些寒凉食物用于降温，让我们的身体达到了一种平衡，现在我们在夏天不仅继续食用这些寒凉食物，还有冰箱里的冰镇食物，再加上普遍使用空调，使这种平衡被打破了，不但直接降低了体温，而且还加重体内的寒湿。在天寒地冻的冬天，我们依旧食用原来只是生长于夏天的用于清热、解暑、降温的食物，在人体最需要热量、最需要储存热量的季节反倒大幅度降温。

如今，生活条件越来越好，大多数人习惯以车代步，运动的时间大大减少，产生的热量也越来越少。近二三十年来，孩子们从出生后就在贪食寒凉食物及违背自然规律的环境下生长，生病后动不动就输液、服用抗生素，这些先天不足的孩子还要面对学业压力大、普遍缺乏身体锻炼的情况，身体素质和体能都普遍下降，各种本该是老年性疾病如冠心病、脑梗死、糖尿病、高血脂、高血压的发病时间都大大提前。二三十岁就患以上疾病的人，正以惊人的速度增长。

医生常常会告诫那些患有高血脂的人，一定要少吃猪油、肥肉、动物内脏和蛋黄、奶油等食物。可在现实生活中，有些人吃这些高脂肪的食物比较多，血脂却是正常的；而有些人，平时已很少吃荤了，以素食为主，可血脂仍然偏高。一家人吃同样的饭，有的人血脂高，有的人却血脂正常。高血脂的形成虽然与这些食物有一定的关系，但还有一部分原因在于体温。大家都用冰箱存放过饭菜汤，可以发现，在低温状态下，脂肪油脂是会凝固的，很多婴儿的父母也就是利用了这个原理制作辅食，他们害怕婴儿肠胃稚嫩无法消化掉过多的油脂，常常会将炖好的汤冷藏，让油脂凝固后轻松撇除。在人体中也是这个道理，血脂过高的人可以想象为血管里到处都漂着油。一旦遇上体温下降，受了凉或者寒凉的东西吃多了，油遇冷凝结、沉淀，就会堆积在血管壁上，长此以往就很容易造成血管堵塞。如果堵的是心脏血管，就会出现心肌缺血、心绞痛；如果堵塞在脑部血管，就会产生头昏、头痛、肢体麻木，脑部如果长期缺血、缺氧，就会导致脑梗死。相反，温度升高后，血管内堆积的血脂开始融化，机体各项功能开始恢复正常。

爱美的女性为了显露身材而少穿衣服，宁愿受凉受冻，也要展现"美丽冻人"的一面。天气稍热一点，美女们就开始穿得很少了，穿吊带衫、露脐装、露腰装、超短裙的美女到处可见。绝大多数女性常见病都与身体常年受凉有直接的关系。本来先天不足的底子再加上寒重，使经络淤堵，导致妇科肿瘤、乳腺肿瘤、甲状腺肿瘤在她们当中频繁发生，而且发病的年龄越来越小，三十多岁就患恶性肿瘤的并不鲜见。

所有这些都和温度有关，不妨让你的体温升高一些吧，你的大部分问题可能就解决了。

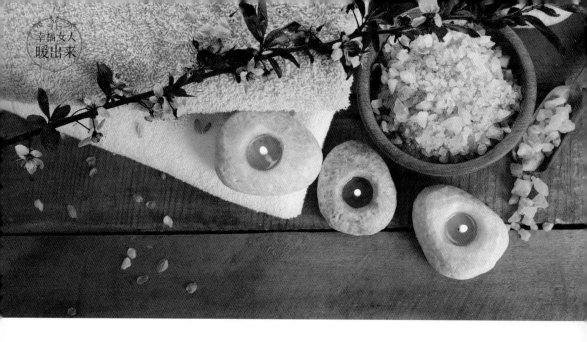

目录

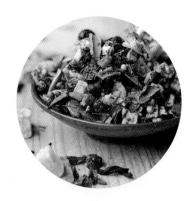

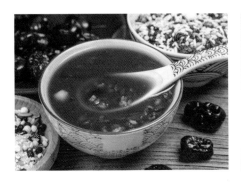
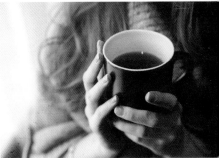

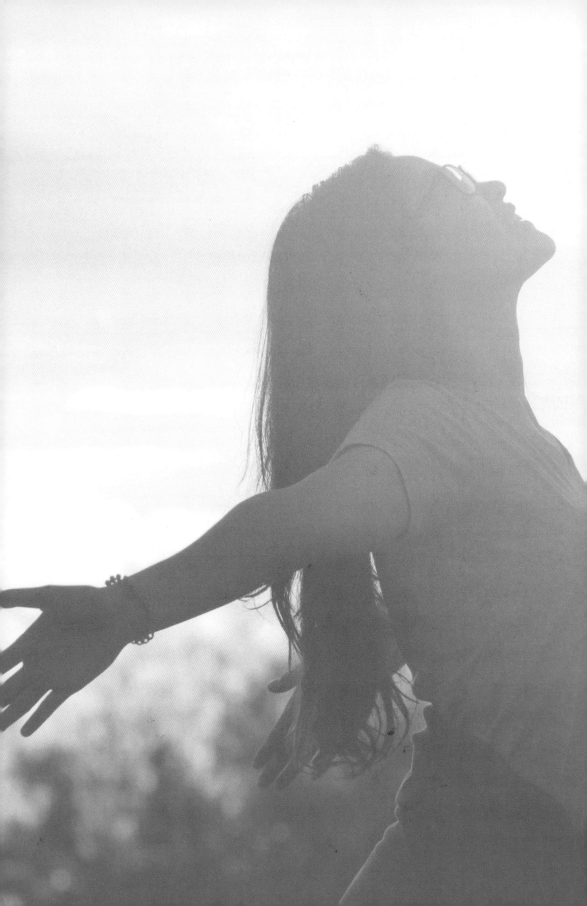

第一章 热养生就是阳养生

现代文明的生活方式导致人体阴阳失衡、阴盛阳衰。热养生就是阳养生。

吴贵勋主讲

扫码免费收听
热养生音频课

第一节
热养生提倡阴阳平衡

　　人类在这个世界上已经存在了数十万年。在此期间，人类不停地和这个地球进行斗争，人类很聪明，最终适应了地球环境，与自然达到了一种平衡状态，比如说在夏天天气炎热的时候，我们会种冬瓜、苦瓜、丝瓜、空心菜这些寒凉、解暑的食物，用来防暑。然而，随着科技的进步发展，这样的动态平衡逐渐被打破。近几十年来，我们发明了空调、冰箱，发明了大棚蔬菜，导致四季不清。我们本该在夏季把整个冬季积累下来的一些湿气排出去，可是长期地使用空调、冰箱等现代科技产品，湿气无法排出。再加上我们没有改变饮食习惯，吃了许多寒凉食物，导致我们的身体寒上加寒，人们的体质自然而然就发生了变化。

　　如今，绝大多数人的湿气都很重，去医院看中医的人里，十之七八都是身上湿气重、湿热、寒湿，这与我们的生活习惯有着莫大的关系。在和自然斗争的过程中，既然我们有空调、冰箱，那我们就要少吃一些寒凉的东西，以达到一个新的动态平衡。热养生理论，就是要帮助人们达到这种新的动态平衡。那么该理

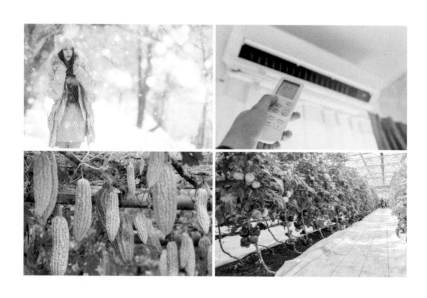

论的基础来源于哪里呢？其实，中医里面的理论，不管什么学派，都来源于中华医学中的阴阳平衡学说，阴阳平衡是我们伟大的中医学基础，所以首先让大家了解一下什么是阴阳平衡。

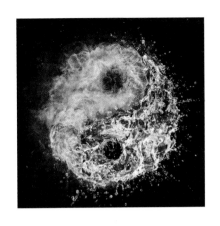

世界是由物质构成的，在中国传统哲学的世界观中，世界是整体的存在。自然界的任何东西、任何事物都包括阴和阳的相互对立统一，阴阳的对立统一运动是自然界一切事物发生、发展、变化及消亡的根本原因。中医认为，凡是剧烈运动的、上升的、温热的、明亮的，都属于阳；而相对静止的、下降的、寒冷的、晦暗的，都属于阴。以天地而言，天气轻清为阳，地气重浊为阴。以水火而言，水性寒而湿下，属阴；火性热而炎上，属阳。以食物而言，寒凉食物属阴，温热食物属阳。热养生也就是阳养生，阴阳之间对立统一，没有绝对的平衡，此消彼长，时升时降，时阴时阳，一直处于这个过程中，但整体上是平衡的，我们把这个平衡叫动态平衡。比如说，人世间有春夏秋冬，夏天相对热一些、阳一些，冬天就相对冷一些、阴一些，但这是个动态的平衡。我们人是自然界的一部分，我们的人体也随着时空环境的变化而变化，时刻在阴阳、凉热、冷温中趋近这种动态的平衡。

随着科技的发展，这种阴阳平衡被打破了。人们可以在冬天吃到本应在夏天吃到的反季节寒凉食物，夏天人体毛孔打开的时候却可以用空调、冰箱、冷饮等制造出冬天的环境。这样一来，该收的没收，该发的没发，带来的直接后果就是人们的体内寒湿普遍很重。阴阳一失衡，体温就会下降。人体体温正常在36.2~37.2摄氏度，跨度很大，然而其实很多人的基础体温是达不到36.2摄氏度的，大多在36摄氏度以下，特别是肿瘤、高血压患者等。体温下降，阴阳就失衡，我们生活在现代的人都是以阴为主、阳不足。换言之，热少了、寒多了，其直接后果就是血液流通不畅，就像水管里的水结冰一样，这会造成供血不足，各个脏器营养不良、功能下降，以至于代谢产物不能及时排出体外，堆积在血管里，积淤成疾。现代医学发现，人的体温每升高1摄氏度，基础代谢就升高13%。也就是说人的体温每降低1摄氏度，基础代谢就下降13%。

我们把同一个人抽出的两管血液，一管放在冰箱中，一管放在常温中。一小时后，冰箱中的血液凝住了，在试管内壁上附着着厚厚的一层脂肪，而在常温中的血液变化不大。所以说，同一个人的血液在不同的体温环境下的流速是不同的。只要个体常规体温下降，血管就可能发生堵塞，就会出现各种症状，就会生病，基础体温很重要。

有些人会在医院里进行一年一度的体检，却从来没有认真测量自己的基础体温。基础体温是什么呢？基础体温就是在清晨人醒过来的时候，在没有喝水、没有吃东西、没有去洗手间，什么都不动的情况下，拿体温计测量腋下的温度，此时的温度称为基

础体温。基础体温在36.5摄氏度以上的人群，身体比较健康；基础体温低于36.5摄氏度，其基础体温偏低，意味着基础代谢也就偏慢，血液流速比较慢，血管容易堵塞，也比较容易肥胖。

现在医院的主要诊治是用西医的方式，也就是来自于西方的医学，也称为现代医学。现代医学主要发展于第一次世界大战后到第二次世界大战期间，那时候是战争年代，医学研究的不是"人"，而是"机器"。我说的"人"，是人文的"人"，而处于战争年代的人，只是战争的机器罢了。当时，治病就要求一个"快"字，特别是对创伤的治疗，只求赶快把伤病治好，把命留住，减少士兵们的死亡率，最好是能够提升重返战场的能力。所以当时研究的是"病"，而不是"患者"。不可否认，现代医学对人类的贡献巨大，特别是在创伤方面。创伤的病因很简单，

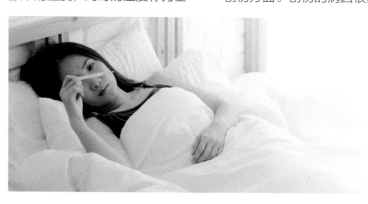

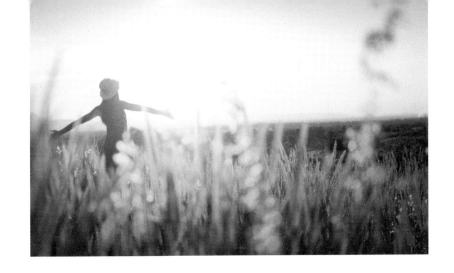

就是外伤，定义为机械因素对人体所造成的组织或器官的破坏。可是高血压这种病不是伤，对高血压病因的研究，需要花费很长时间，所以在这方面的研究至今还没有找到最终答案。在我看来，西医研究用什么药把血压降下来，患者吃的药也差不多，是治标；但因为患者是不同的，每个人得高血压的原因也不尽相同，中医就会从阴阳平衡上去找到患者得病的根源，是治本。所以说，西医是治人的病，中医是治病的人。

不过随着社会的进步，中医发展到现在，也出现了一些问题。比如说，前段时间有个同事，拿了张方子给我看，说这是他们家的家传秘方，当初是从宫廷流到民间的。我看了看，这应该是个补血益气的方子，里面的剂量非常低，每味药的配额都只有几钱，我不敢苟同。过去的中药都是野生的，现在绝大多数中药都是人工种植的；而且当时的空气和水的质量跟现在都不一样，没有受到污染；现在的人和过去的人也不一样，人们工作、生活、饮食习惯都发生了巨大的变化。过去的方子来治疗现在的人，没有与时俱进，效果肯定大打折扣。

我从医二十余年，接触的绝大多数患者的疾病都与体内的寒凉湿重有关，要么是因为空调，要么是因为饮料，要么就是因为常年吃一些寒凉的食物，所以我建议人们多吃一些温热驱寒的食物，提倡热养生，让身体的血液奔跑起来，活跃我们的经络，把累积而成的疾病排出体外。让我们保持温暖的身体，体验温暖的人生吧！

如不能好好吃饭，好好生活，那就只有好好吃药了。

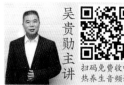

第二节
热养生从养气血开始

气血是生命之源，这原本就是很简单的道理，可我为什么还要谈这个呢，因为现在许多商家为了挣钱，歪曲了大自然的规律，弄出一些乱七八糟的理论，炮制出一些乱七八糟的产品，让许多人活着活着就不知怎么活了，弄得气虚血虚。所以，我要反复强调，气血才是生命之源，人们应该回归原本，好好吃饭，健康生活。

讲到气血，很多人都不明就里，到底什么是气血呢？

气血，是一个中医名词，指人体内气和血的统称。中医学认为，气与血各有其不同作用而又相互依存，营养脏器组织，维持生命活动。

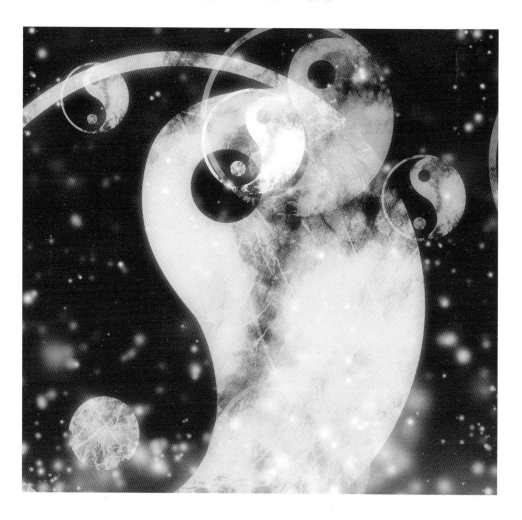

"气"和"血"就生命之源

"气"

　　"气"是人体内运动不息且极细微的一种精微物质，是构成人体维持人体生命的基本物质之一。由肾中的精气，自然界的清气和脾胃化生的水谷之气，以及肺吸入的空气结合而成。中医说，肾为生气之根，脾胃为生气之源，肺为生气之主。升降出入是它的基本运动形式。

　　以上所说可能有些晦涩难懂。简单来说，气温气温，"气"就是"温"，即温度，气若虚了，身体就凉了。若是一个人体温适宜或偏高，基础体温在36.2~37.2摄氏度，则说明气较足；若基础体温低于36.2摄氏度，特别是低于36摄氏度，则气虚。简单理解，将气当成温度，体温高则气旺，体温低则气弱。

"血"

　　中医里所说的"血"并不仅仅指我们身体里流动的液体，还包含了更广阔的含义。

　　《四圣心源·精华滋生》指出"水谷入胃，脾阳磨化，渣滓下传，而为粪溺，精华上奉，而变气血"。

　　血是人类摄入食物后所吸收的营养物质的总称。食物进入胃后，经过消化分解成为支持生命新陈代谢的重要原料、营养物质，即为津液，津液经经络渗入血脉之中，成为化生血液的基本成分之一。津液使血液充盈，并濡养和滑利血脉，使血液环流不息。

"气"与"血"的功能

　　"气"除了作为一种物质存在以外，还是生命的基始，是万物生机活力的本源。《淮南子·原道训》说："气者，生之元也。"气是生命的本源，因此《管子·枢言》中说"有气则生，无气则死，生者以其气"。

　　"气"具有推动作用、温煦作用、防御作用和固摄作用。当"气"的运动发生变化或者失常时，也就是"气"

不好好工作的时候，这些功能受到影响，我们的体质就会下降，身体就会生病。

血对人体最重要的作用就是滋养，它携带的营养成分和氧气是人体各组织器官进行生命活动的物质基础。血充足，则人的面色红润，肌肤饱满丰盈，毛发润滑有光泽，精神饱满，感觉灵敏，活动轻松自如。相反，血不足，则面色晦暗，皮肤粗糙，毛发枯黄，精神不振。

"气"与"血"的关系

气与血都是构成人体生命活动的基本物质，皆化源于水谷精微和肾中的精气，在生成、运行和发挥作用方面，都有赖于肺、心、脾、肾、肝等脏体的功能活动。二者密不可分，既互利互用，又相互依存，共同维持人体的生理活动。

《难经·二十二难》里提到："气主煦之，血主濡之。"功能与物质是不可分的，具体表现可从以下两方面理解。

气之于血的关系，可以概括为"气为血之帅"

1.气能生血

血液的物质基础是"精"，而"精"化为血液，则有赖于气

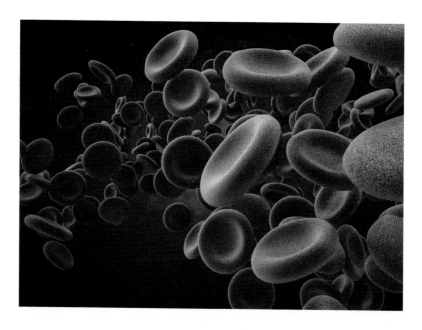

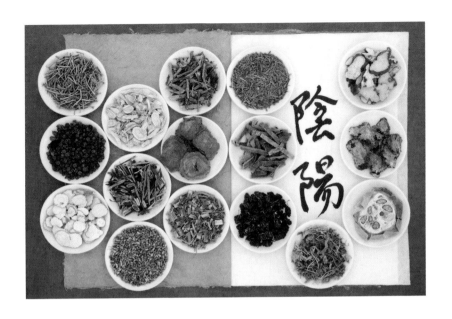

的作用。

如，脾气旺盛健运，则化生血的功能亦强，心血和肝血充盈，表现于外则面色红润、两目视物清晰。若脾气虚不能运化水谷，则化血无源，而导致心血虚或肝血虚，表现于外则面色不华、两目无神、视物昏花、气短乏力、心悸等。所以说，"气旺则血充，气虚则血少"。

故在临床治疗血虚证时，常在补血药中配以益气药物，其道理就是"气能生血"。

2.气能行血

血液循行的动力来自于气的推动。《血证论·阴阳水火血气论》中说："运血者，即是气。"具体体现在心气的推动，肺气的敷布，肝气的疏泄等方面。

在病理上，气的功能障碍，如气虚或气滞、气逆，也常可引起血行不利，甚或见血瘀、血涌于上等。

如心气虚，心阳不振，鼓动无力，可出现心血瘀阻、左胸刺痛；肝气郁结气机不畅，可导致肝经血瘀、两胁刺痛，甚或癥瘕积聚，或妇女经闭腹痛。若肝气上逆，则血随气涌导致面红目赤，头晕头胀等。

所以临床治疗血瘀证时不但采用活血化瘀之法，更应辨其不同的病因而分别并用补气、行气、破气、降逆等药物以达治本之目的，获得满意的疗效。

3.气能摄血

主要指脾气对血液的统摄作用。脾气使血液正常循行于脉管中而不溢出于脉外，即是"气生成于血中，而固护于外"。

如脾气虚，统摄功能失常，则血溢脉外，可导致出血证。如皮下出血(亦称"肌衄")、子宫出血、大便下血等。

所以治疗因气虚而导致的出血证时，当以补气摄血为主，气盛则统摄有权，血可自止。

血之于气的关系，可以概括为"血为气之母""血为气之腑"

《血证论·阴阳水火血气论》提到"守气者，即是血"，《灵枢·营卫生会篇》提到"营行脉中"，即指营气存在于血脉之中。

气之所以能行血，因血能载气。若气不附藏于血中则气将涣散不收而无所归。气附存于血中，血以载气并不断为气的功能活动提供水谷精微，使其不断得到营养补充，故血盛则气旺，血虚则气衰，血脱气亦脱，血病气亦病。

临床血虚患者多有气短、乏力懒言等症状。若失血过多、气随血脱，卫气不固于肌表而津液外泄，可见大汗淋漓不止。若血液瘀阻常可导致气机不扬，如跌扑损伤、伤及血络而出血，血瘀于内，导致胸闷、便结等。治疗时除采用活血化瘀外，还应酌情加入一定行气的药物，方可达到治疗的目的。

气虚的表现

(1) 怕冷、手脚冰凉，基础体温低。

(2) 容易累不爱动，爬不了楼梯爬不了山，稍微累一点呼吸就急促。

(3) 不爱说话，说话声音弱弱的听不清，像隔着一堵墙。

(4) 容易胸闷气短。

(5) 小孩子容易尿床、感冒、身体发育不良等。

血虚的表现

(1) 皮肤弹性很差，嘴唇和皮肤一样干燥、粗糙、没有光泽、眼窝凹陷甚至形成溃疡。容易脱发。

(2) 注意力不集中容易烦躁、爱生气。睡觉睡不好，不容易入睡，入睡后容易做梦。经常感到头昏、耳鸣、头痛、记忆减退。

(3) 厌食、消化不良，总是感觉腹部胀满，容易消化道溃

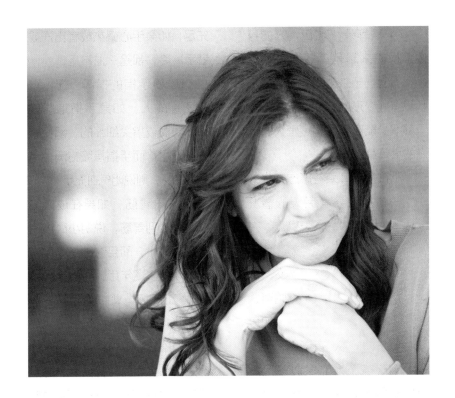

痔、便秘。

（4）身上疼、脚后跟疼、腰椎颈椎疼痛、手足麻木、抽筋。

（5）身体抵抗力低，易过敏，易感冒。

（6）经常痛经，且容易疲倦、多汗、腿脚抽筋。

（7）容易骨质疏松、骨折、骨质增生、驼背，牙龈易出血、牙齿松动、脱落。

气血不足的自我判断

（1）看眼睛：看眼睛实际上是看眼白的颜色，如果眼白的颜色变得混浊、发黄，有血丝，这就表明你气血不足了。眼睛随时都能睁得大大的，清澈明亮、神采奕奕，说明气血充足。反之，眼袋很大、眼睛干涩、眼皮沉重，都代表气血不足。

（2）看皮肤：皮肤白里透着粉红，有光泽、弹性、无皱纹、无斑，代表气血充足。反之，皮肤粗糙，没光泽、发暗、发黄、干燥发白、发青、发红、长斑，都代表身体状况不佳、气血不足。

（3）看头发：头发乌黑、浓密、柔顺代表气血充足，头发干枯、掉发、头发发黄、发白、开叉都是气血不足。

(4)看耳朵：现在，人的身体素质越来越差。现在人的耳朵，看上去越来越僵硬、而且形状已有些变形。就连孩子和年轻人都很少能看到圆润、肥大、饱满的大耳朵了。

小孩子看耳朵看形态，大人除了形态就主要看后天的情况了，主要看色泽、有无斑点、有无疼痛。如果呈淡淡的粉红色、有光泽、无斑点、无皱纹、饱满，则代表气血充足。而暗淡、无光泽代表气血已经下降。如果耳朵萎缩、枯燥、有斑点、皱纹多，它代表了人的气血不足，肾脏功能开始衰竭，要引起注意了。

(5)摸手的温度：如果手一年四季都是温暖的，代表人气血充足；如果手心偏热或者出汗或者手冰冷，都是气血不足。

(6)看手指的指腹：无论孩子还是成人，如果手指指腹扁平、薄弱或指尖细细的，都代表气血不足；而手指指腹饱满，肉多有弹性，则说明气血充足。

(7)看青筋：如果在成人的食指上看到青筋，说明小时候消化功能不好，而且这种状态已一直延续到了成年后。这类人体质弱，气血两亏。如果在小指上看到青筋，说明肾气不足。

如果掌心下方接近腕横纹的地方纹路多、深，就代表小时候营养差，体质弱，气血不足。成年后，这类女性易患妇科疾病，男性则易患前列腺肥大、痛风等。

(8)看指甲上的半月形：正

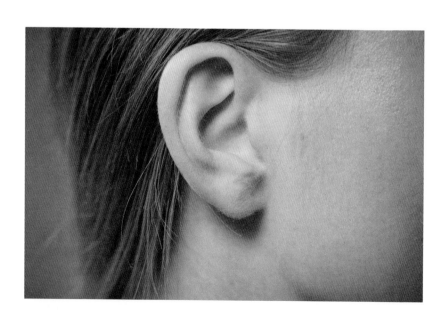

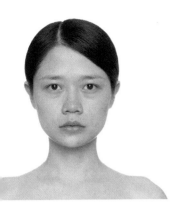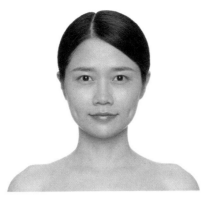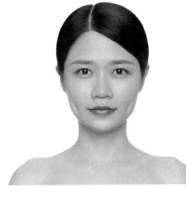

常情况下，指甲上的半月形应该是除了小指都有。拇指上，半月形应占指甲面积的1/5，食指、中指、无名指应不超过1/5。如果手指上没有半月形或只有拇指上有半月形，说明人体内寒气重、循环功能差、气血不足，以致血液到不了手指的末梢。如果半月形过多、过大，则表示易患甲亢、高血压等。

(9)看手指甲上的纵纹：纵纹只在成人手上出现，小孩不会有的。当成人手指甲上出现纵纹时，一定要提高警惕，这说明身体气血两亏、出现了透支，是肌体衰老的象征。

(10)看牙龈：牙龈萎缩代表气血不足，只要发现牙齿的缝隙变大了，食物越来越容易塞在牙缝里，就要注意了。此时身体已在走下坡路，衰老正在加快。

(11)看睡眠：成人如果像孩子一样入睡快、睡眠沉，呼吸均匀，一觉睡到自然醒，表示气血很足。而入睡困难，易惊易醒、夜尿多、呼吸深重或易打呼噜的人都是气血亏。

(12)看运动：运动时如果出现胸闷、气短、疲劳难以恢复的状况，气血就不足；而那些运动后精力充沛、浑身轻松的人就很好。

我们在日常自行诊断中，应该牢牢记住以下三点：

(1) 气、血相辅相成，你中有我，我中有你。

(2)血与气的关系，可以概括为"血为气之母""血为气之腑"。血是气的载体，气存在于血中。

(3)若气血双亏，应判断气与血孰强孰弱。若血弱于气，则补血为主；若气弱于血，则补气为主。

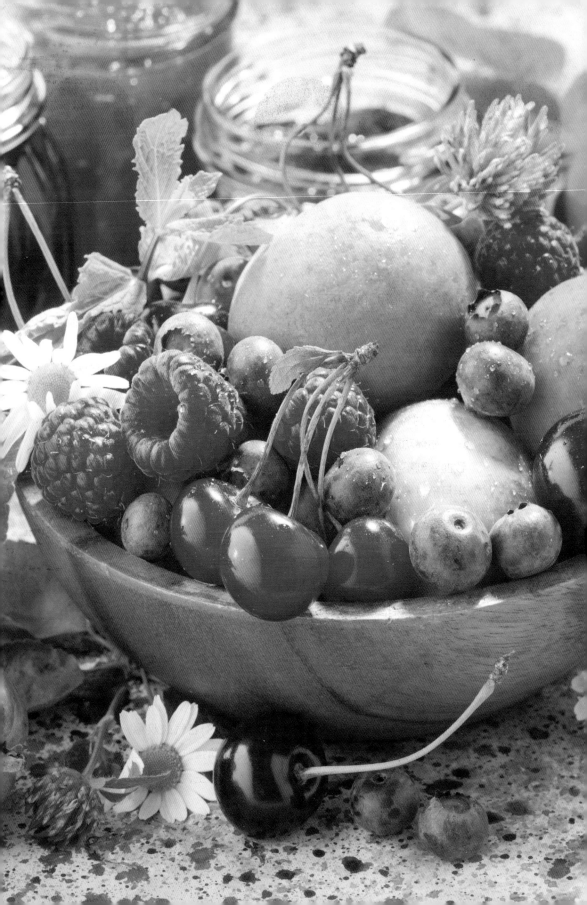

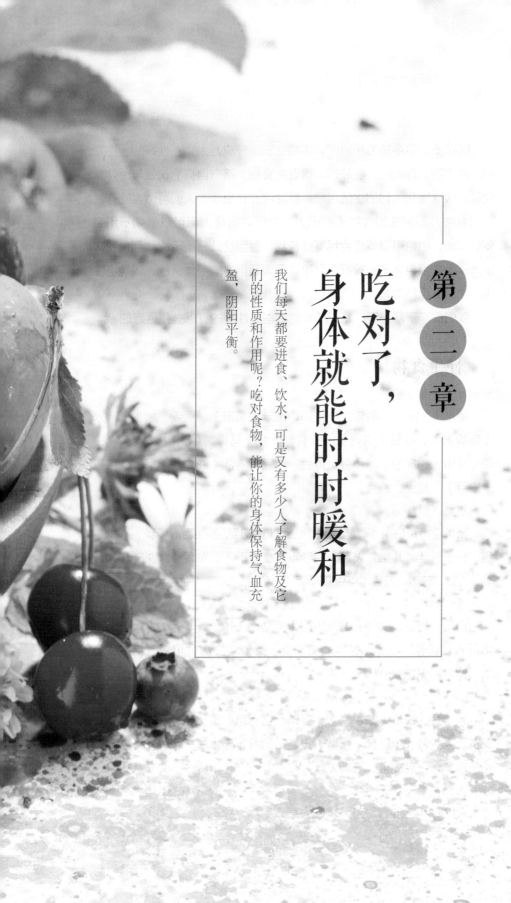

第二章

吃对了，
身体就能时时暖和

我们每天都要进食、饮水，可是又有多少人了解食物及它们的性质和作用呢？吃对食物，能让你的身体保持气血充盈，阴阳平衡。

我花费了很多精力和时间，将食物整理分成五大类：性寒的、性凉的、性平的、性温的、性热的。这五类食物，都有自身的长处与短处，但是，根据现在人们的生活习惯，我建议，在夏季，人们可适当吃些性凉的食物，而寒性的食物不吃或少吃为好。若是人们可以做到不用空调、冰箱，倒也可以少量食用寒性食品，然而这几乎不可能做到。我建议大家，如果身体不是很好，又不是很清楚自身的身体情况，还是吃性平、性温的食物为好。

　　我们先来了解一下，常见的食物哪些是性平的，哪些是性寒的。

性平食物

谷薯、杂豆类：

粳米（大米）、糙米、小麦粉、玉米（苞米）、燕麦、紫米、黑米（血糯米）、红薯（甘薯）、紫薯、土豆（马铃薯/洋芋）、芋头、山药（淮山）、红豆、赤小豆、青豆、黑豆、青稞（油麦）、蚕豆、眉豆（白豆）、芸豆、豌豆。

蔬菜、野菜类：

菘菜（黄芽白菜）、娃娃菜、包菜（圆白菜/卷心菜/高丽菜）、紫甘蓝、抱子甘蓝、儿菜、塌菜、胡萝卜（红萝卜）、芜菁（大头芥）、茼蒿、香椿、蒜薹、刀豆（菜豆/四季豆）、豇豆、扁豆、荷兰豆、豌豆苗。

水果类：

葡萄、提子、橘（砂糖橘/蜜橘/贡橘/冰糖橘/南丰橘）、木瓜（番木瓜）、菠萝、凤梨、莲雾、番石榴、菠萝蜜、山竹果肉、梅子、椰肉、橄榄、无花果。

菌藻类：

黑木耳、银耳（白木耳）、香菇、杏鲍菇、茶树菇、冬菇、口蘑、鸡菌、猴头菇、羊肚菌、松蕈、灵芝、石耳（石木耳）、马勃、麒麟菜（鸡脚菜）、鹧鸪菜、石莼。

干果类：

葵花籽、芝麻、黑芝麻、开心果、芡实、鲜莲子（去心）、花生、腰果、榛子（中国板栗）、南杏仁（甜杏仁）、巴旦木、熟菱角、白果（银杏，有小毒）。

畜禽类：

猪肉、猪血、猪心、猪脾、猪肾（腰）、猪胰、猪排骨、猪蹄、牛肉、牛血、牛肝、牛肺、牛肚、羊血、驴肉、鼠肉、乌骨鸡肉、鸡血、鹅肉、雁肉、鸽肉、鹌鹑肉、雉肉。

水产类：

青鱼、竹鱼、鲻鱼、白鱼、鱥鱼（黄颊鱼）、石首鱼（黄花鱼）、勒鱼、鲥鱼、鲳鱼、鲈鱼、石斑鱼、鳜鱼（桂花鱼）、鲨鱼、石鱼、姜公鱼、春鱼、鳗鲡鱼、鳅鱼（泥鳅）、腊鱼（黄鳍鲷/黄翅鱼）、鲟鱼、鲴鱼、比目鱼（鲽鱼）、鲆鱼（多宝鱼）、梢鱼、鲛鱼、鲅鱼、海鹞鱼、虹鱼、乌贼（墨鱼）、鱿鱼、海虾、花胶（鱼鳔）、干贝、海蜇、海胆、甲鱼。

蛋类：

鸡蛋、鹌鹑蛋、鸽蛋、玉子豆腐（日本豆腐）。

奶类、豆制品：

酸奶、炼乳、奶油、奶酪（芝士）、大豆（黄豆）。

调味品类：

花生油、玉米油、葵花籽油、橄榄油、白糖、冰糖、饴糖（麦芽糖）、蜂蜜、味精、鸡精。

花、茶类：

甘草、桃花、洛神花、荷叶、金盏花、康乃馨、山茶花、薰衣草、苹果花、大麦茶、腊梅花。

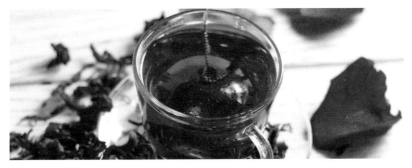

性微温食物

谷薯、杂豆类：

大麦芽。

蔬菜、野菜类：

生姜。

水果类：

杏、李子、乌梅、山楂、柠檬。

菌藻类：

平菇。

干果类：

北杏仁（苦杏仁，有小毒）。

畜禽类：

猪肚、柴鸡肉、三黄鸡肉。

花、茶类：

红茶、玫瑰花。

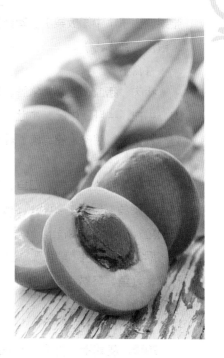

性温食物

谷薯、杂豆类：

糯米、西米（西谷米）、高粱、谷芽。

蔬菜、野菜类：

韭菜、韭黄、上海青（青江菜）、小白菜（青菜）、芥菜（盖菜）、雪里蕻（雪菜，腌制品——梅干菜）、南瓜（倭瓜）、葱（葱头/青葱）、蒜（蒜头/青蒜）、藠头、熟藕、洋葱、干姜、香菜（芫荽）、紫苏、荠菜（护生草）。

水果类：

杨梅、桃子、石榴、桂圆（龙眼）、鲜大枣、荔枝、金橘、红毛丹、百香果、椰浆。

菌藻类：

红菇、牛肝菌。

干果类：

板栗、南瓜子、干莲子、核桃（胡桃）。

畜禽类：

猪肝、火腿、牛心、牛油、牛肾、羊肉、羊心、羊油、鹿肉、鹿筋、鹿茸、猫肉、骆驼肉、麻雀肉、鸡肝。

水产类：

鲢鱼、鳙鱼（胖头鱼/花鲢）、鲤鱼、鳟鱼、鲩鱼（草鱼）、鲚鱼、鲫鱼、鲂鱼（鳊鱼）、杜父鱼、黄骨鱼、鲦鱼、河豚（有毒）、虾、龙虾、鲍鱼、海参、淡菜。

蛋类：

鹅蛋。

奶类、豆制品：

羊奶、豆腐乳。

调味品类：

豆油、菜籽油、红糖、红曲、醋、酒、大茴（八角/大料）、茴香（小茴）、花椒、孜然、公丁香、陈皮、咖啡。

花、茶类：

菩提叶、迷迭香、茉莉花、杜鹃花、腊梅花、代代花、紫罗兰、雪莲花、月见草、桂花。

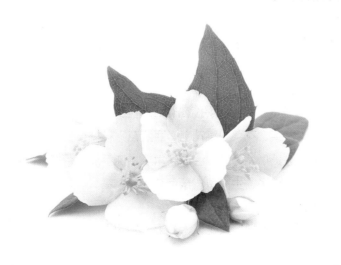

性热食物

蔬菜、野菜类：

辣椒、青椒（甜椒/柿子椒）、彩椒（黄柿子椒/红柿子椒）。

水果类：

榴莲、樱桃、车厘子。

畜禽类：

狗肉。

水产类：

鲃鱼。

调味品类：

芥末、胡椒、肉桂（桂皮）、咖喱。

性微凉食物

蔬菜、野菜类：

葫芦瓜。

水果类：

橙。

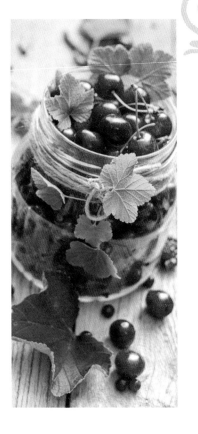

性凉食物

谷薯、杂豆类：

小米（粟米）、薏米（薏苡仁）、小麦（带壳）、大麦、浮小麦、荞麦、面筋、绿豆。

蔬菜、野菜类：

菠菜、芥蓝、生菜、西生菜（结球生菜）、油麦菜、莴苣（莴笋）、芹菜、苋菜、花菜（菜花）、西蓝花（花椰菜）、苤蓝（球茎甘蓝）、油菜薹、黄瓜、冬瓜、丝瓜、角瓜、佛手瓜、芦笋、西红柿（番茄）、白萝卜、茄子、生莲藕、绿豆芽。

水果类：

苹果、草莓、枇杷、火龙果、芒果、牛油果、蓝莓。

菌藻类：

蘑菇、竹荪、裙带菜（中华海草）。

干果类：

生菱角。

畜禽类：

羊肝、兔肉。

蛋类：

鸭蛋、咸鸭蛋、皮蛋（松花蛋）。

奶类、豆制品：

奶粉、马奶、豆浆、豆腐、豆腐脑、豆干、豆腐皮、豆泡、腐竹、冻豆腐。

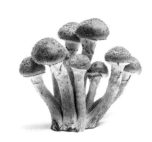

调味品类：

茶油。

花、茶类：

金莲花。

性微寒食物

蔬菜、野菜类：

大白菜、黄花菜（金针菜）、竹笋、百合。

水果类：

马蹄（荸荠）、圣女果。

畜禽类：

猪油、猪肺、猪肠（大肠/小肠）、鸭肉。

水产类：

牡蛎、生蚝。

奶类、豆制品：

牛奶。

调味品类：

香油（芝麻油）。

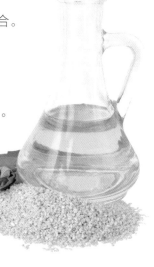

花、茶类：

绿茶、桑叶、决明子、马鞭草、菊花、玉蝴蝶、麦冬茶。

性寒食物

蔬菜、野菜类:

空心菜（蕹菜）、茭白、苦瓜、西葫芦（茭瓜/白瓜）、秋葵、木耳菜（落葵）、蕨菜、马齿苋。

水果类:

梨、香蕉、芭蕉、西瓜、甜瓜（香瓜）、哈密瓜、柚子、柑、猕猴桃、奇异果、柿子、桑椹、甘蔗、释迦（番荔枝）、杨桃。

菌藻类:

金针菇、草菇、桑黄、海带、紫菜、发菜、莼菜、石花菜（加工制品——石花冻）、江蓠。

畜禽类:

猪脑、猪髓、猪小肚、猪胆、猪皮、马肉、鸭血。

水产类:

鳢鱼（黑鱼）、章鱼、蛤蜊（花蛤/文蛤/油蛤/血蛤等）、田螺、海螺、泥螺、螺蛳、蛏子（蛏蛏/竹蛏等）、蚬、蚌、螃蟹（膏蟹/花蟹等）。

奶类、豆制品:

冰淇凌。

调味品类:

食盐、酱油（生抽/老抽）、面酱、豆酱、豆豉。

花、茶类:

牡丹花、红巧梅、栀子花、勿忘我、甜叶菊、牛蒡、番泻叶、金银花、人参花、芦荟叶、薄荷、绞股蓝、百合花、淡竹叶、莲子芯。

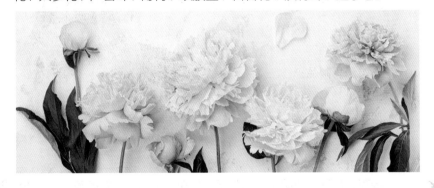

我们再来看看，哪些食物是补气补血的。

补气食物

谷薯、杂豆类：

黑米、糯米、粳米、山药、马铃薯、红薯、栗子、黑豆、大豆、白扁豆。

蔬菜、野菜类：

韭菜、胡萝卜、大蒜、大葱、姜。

水果类：

樱桃、荔枝、桂圆。

菌藻类：

香菇、木耳。

干果类：

核桃、花生、芝麻、松子、莲子（去心）、芡实、大枣。

畜禽类：

牛肉、羊肉、鸡肉、鹌鹑。

水产类：

鳜鱼、鳝鱼、泥鳅、鲈鱼、虾、海参、鲫鱼、鲤鱼、鲢鱼、黄鱼、比目鱼。

蛋类：

鸡蛋。

花、茶类：

枸杞子。

其他：

阿胶、鹿茸。

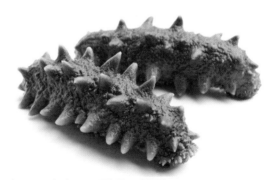

补血食物

谷薯、杂豆类：

糯米、黑米、红米、红豆、赤小豆、黑豆、蚕豆。

蔬菜、野菜类：

胡萝卜、莲藕（熟）。

水果类：

桂圆、樱桃、葡萄。

菌藻类：

黑木耳、香菇。

干果类：
红枣、黑枣、桂圆干、紫葡萄干、红皮花生、花生、芝麻、核桃。
畜禽类：
乌鸡、牛肉、羊肉、动物肝脏（猪肝最佳）。
水产类：
乌贼(墨鱼)、虾。
蛋类：
蛋黄。
调味品类：
红糖。

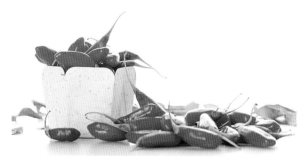

花、茶类：
枸杞子。
其他：
阿胶、当归。

补气补血食物

谷薯、杂豆类：
糯米、黑米、黑豆。
蔬菜、野菜类：
胡萝卜。
水果类：
樱桃、桂圆。
菌藻类：
香菇、黑木耳、银耳。
干果类：
核桃、花生、芝麻、大枣。
畜禽类：
牛肉、羊肉、乌鸡肉。
水产类：
虾。

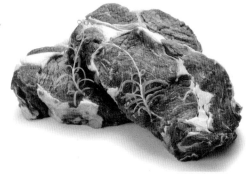

花、茶类：
枸杞子。
其他：
阿胶。

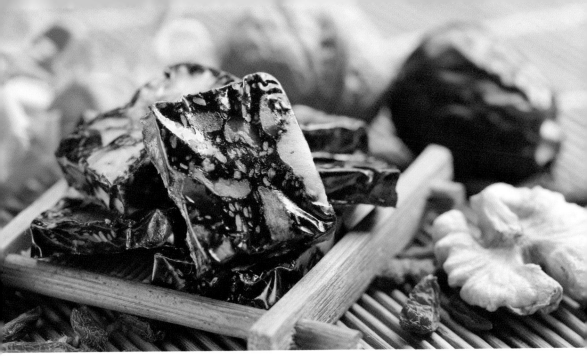

我再细说一下经常用来给人调理身体的食物。

阿胶

阿胶为马科动物驴的皮去毛后熬制而成的胶块，原产于山东，已有两千多年的应用历史，与人参、鹿茸一起被誉为"三大补血圣药"。其味甘、性平，入肺、肝、肾经，具有滋阴补血、补中益气、补肺润燥、化痰定喘的功效，为止血安胎不可多得的良药。其甘温质润，含有丰富的蛋白质，属动物类胶原蛋白，易吸收利用，可帮助提高免疫力，因其疗效优于铁剂，也常用于缺铁性贫血等血液系统疾病。

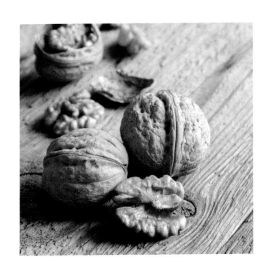

核桃

核桃味甘、性温，入肾、肺、大肠经，含有不饱和脂肪酸，人体必需的钙、磷、铁等多种微量元素和矿物质，胡萝卜素以及核黄素等多种维生素。可补肾、固精强腰、温肺定喘、润肠通便。用于血滞经闭、血瘀腹痛，有较强的活血调经、祛瘀生新的功效。

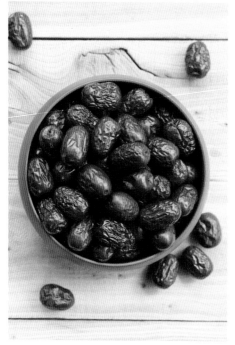

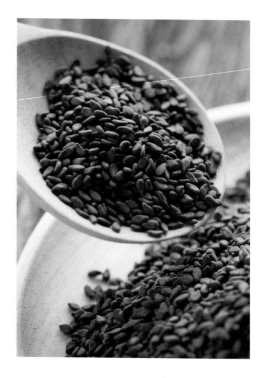

红枣

红枣味甘、性温，入脾、胃经。其含有蛋白质、多种氨基酸、胡萝卜素、多种维生素、铁、钙、磷物质，不仅能促进女性激素分泌，加强胸部发育，还有补益脾胃、调和药性、养血宁神的功效。

黑芝麻

黑芝麻味甘，性平，入肝、肾、大肠经。其含有大量的脂肪和蛋白质，还含有糖类、维生素A、维生素E、卵磷脂、钙、铁、铬等营养成分，有健胃、保肝、促进红细胞生长的作用，同时可以增加体内黑色素，有利于头发生长。

生姜

生姜味辛，性微温，入肺、脾经。其有发汗解表、温中止呕、化痰止咳的功效，可用于风寒感冒、胃寒呕吐、寒痰咳嗽、食物中毒、晕车船、痛经等，乃药食两用之佳品。感冒轻症，将其煎汤，加红糖趁热服用，往往能得汗而解。

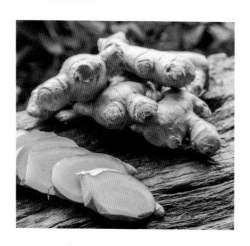

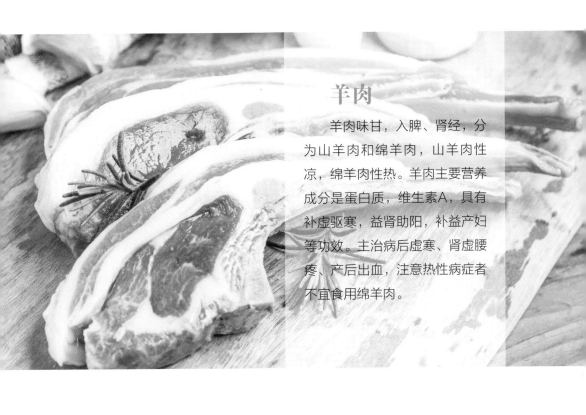

羊肉

羊肉味甘，入脾、肾经，分为山羊肉和绵羊肉，山羊肉性凉，绵羊肉性热。羊肉主要营养成分是蛋白质，维生素A，具有补虚驱寒，益肾助阳，补益产妇等功效。主治病后虚寒、肾虚腰疼、产后出血，注意热性病症者不宜食用绵羊肉。

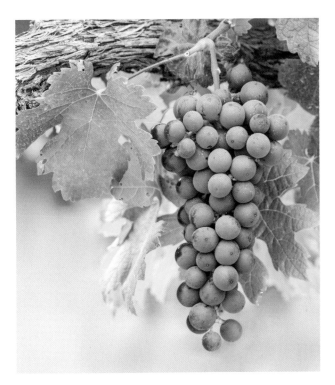

葡萄

葡萄味甘、酸，性平，入肺、脾、肾经。其主要营养成分是葡萄糖和多种维生素，具有补血益气、生津止渴、强壮筋骨等功效，主治肺虚咳嗽、心悸盗汗。

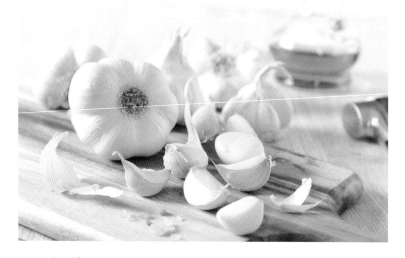

大蒜

　　大蒜味辛，性温，入脾、胃、肺经。其主要功能为温中健胃、消食理气、解毒杀虫，富含蛋白质、脂肪、钙、磷、铁、维生素B_1、维生素C、胡萝卜素等，其药用成分主要为大蒜素，有抗菌消炎、保护肝脏、调节血糖、保护心血管、降血脂和避免动脉硬化、抗血小板凝集的作用。

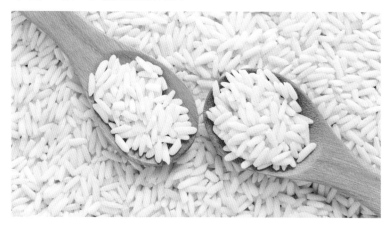

糯米

　　糯米味甘，性温，入脾、胃、肺经。糯米主要营养成分是蛋白质和B族维生素，具有补中益气、健脾养胃、止虚汗的功效，主治脾胃虚寒。糯米宜煮稀粥食用，不仅营养滋补，且易消化吸收，养胃气。

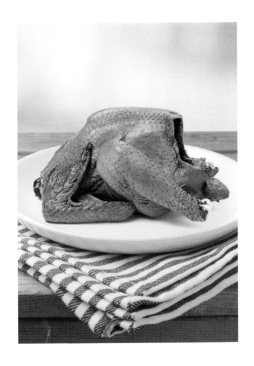

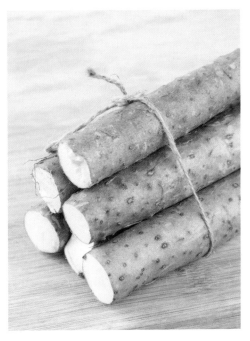

乌鸡

乌鸡又称乌骨鸡，味甘，性平，入肝、肾经。乌鸡的主要营养成分是蛋白质和B族维生素，具有延缓衰老、强筋健骨等功效，主治体虚血亏、肝肾不足。注意，感冒发热者不宜食用。

山药

山药味甘，性平，入脾、胃、肾经。具有补脾养胃、生津益肺、补肾涩精的功效，用于脾虚食少、久泻不止、肺虚喘咳、肾虚遗精、尿频、虚热消渴等。土炒山药以补脾止泻为主，用于脾虚久泻或大便泄泻。麸炒山药以补脾健胃为主，用于脾虚食少、泄泻便溏、白带过多。

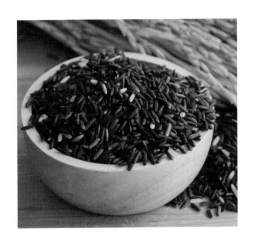

黑米

黑米味甘、性温，入脾、胃经。有益气补血、暖胃健脾、滋补肝肾、止咳喘、明目等作用，特别适合体虚乏力、贫血失血、心悸气短、咳嗽喘逆、早泄、滑精、小便频、年少须发早白者食用。

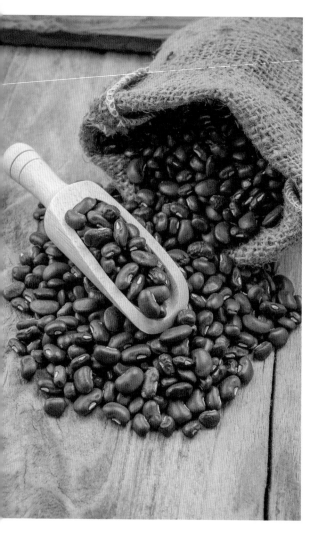

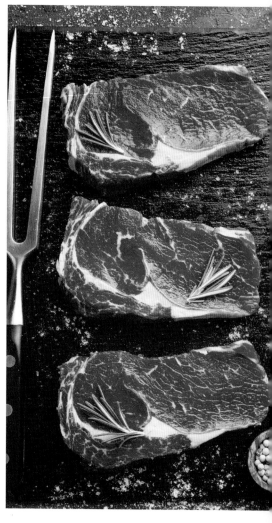

牛肉

　　牛肉味甘、性平，入脾、胃经。具有补脾胃、益气血、强筋骨、消水肿等功效，其富含蛋白质，氨基酸组成比猪肉更接近人体需要，能提高机体抗病能力，对生长发育及术后、病后调养的人补充失血、修复组织特别有益。寒冬食牛肉可暖胃，这使牛肉成为该季节的补益佳品。

黑豆

　　黑豆味甘、性平，入脾、肾经。其营养全面，含有丰富的蛋白质、维生素、矿物质，具有消肿下气、润肺燥热、活血利水、祛风除痹、补血安神、明目健脾、补肾益阴、解毒、乌发黑发以及延年益寿的功效。

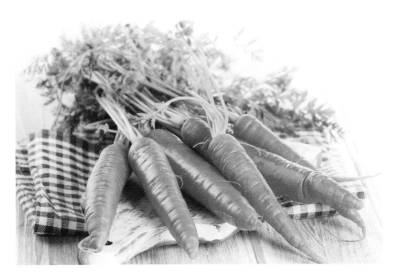

胡萝卜

胡萝卜味甘、性平，入肺、脾经。具有健脾消食、润肠通便、杀虫、行气化滞、补肝明目等功效，主治食欲不振、腹胀、腹泻、咳喘痰多、视物不明。

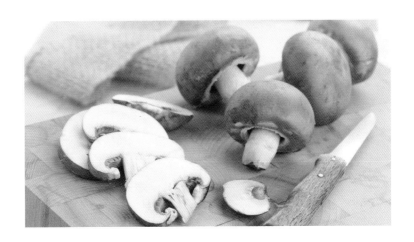

香菇

香菇味甘，性平。入胃、肾、肝经。具有补肝肾、健脾胃、益气血、益智安神、美容颜之功效，还可化痰理气、益胃和中、解毒、抗肿瘤。其常用于脾胃虚弱，食欲减退，少气乏力或小便频数。常以香菇做菜吃，能预防肝硬化。脾胃寒湿气滞或皮肤瘙痒病患者忌食。

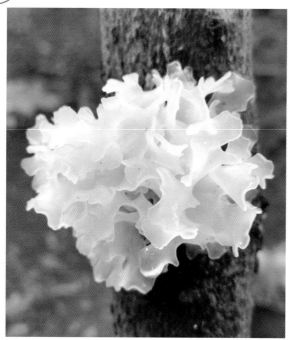

银耳

银耳味甘，性平，入肺、胃、肾经。其具有补肺益气、养阴润燥的功效，也能够强精、补肾、润肠、益胃、补气、和血、强心、壮身、补脑、提神、美容、嫩肤、延年益寿。可用于治肺热咳嗽、肺燥干咳、妇女月经不调、胃炎、大便秘结等。

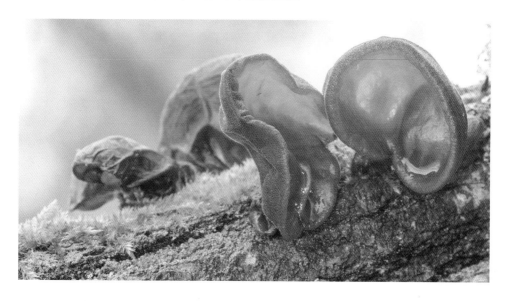

木耳

木耳味甘，性平，入胃、大肠经。其具有益气、润肺、补脑、轻身、凉血、止血、涩肠、活血、强志、养容等功效。木耳可抗凝血、抗血小板聚集、抗血栓形成、提升白细胞、增强免疫功能、降血脂、抗动脉硬化、促进生长、延缓衰老、抗炎、抗辐射、抗肿瘤等。

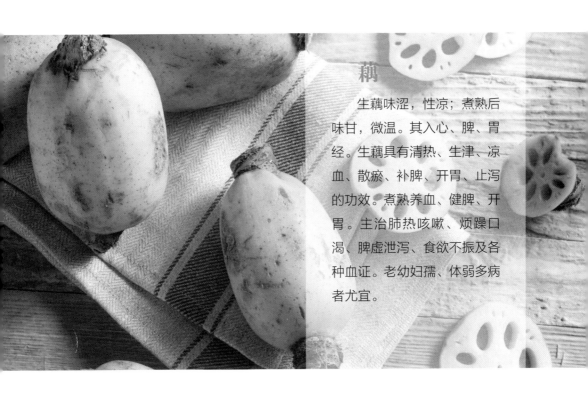

藕

生藕味涩，性凉；煮熟后味甘，微温。其入心、脾、胃经。生藕具有清热、生津、凉血、散瘀、补脾、开胃、止泻的功效。煮熟养血、健脾、开胃。主治肺热咳嗽、烦躁口渴、脾虚泄泻、食欲不振及各种血证。老幼妇孺、体弱多病者尤宜。

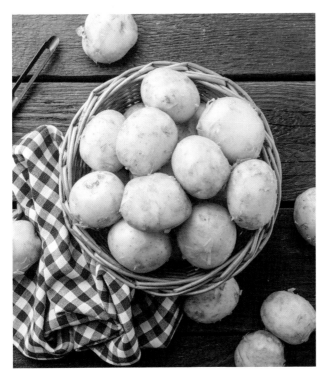

土豆

土豆味甘，性平，入脾、胃、大肠经。有和胃调中、健脾利湿、解毒消炎、宽肠通便、降糖降脂、活血消肿、益气强身、美容、抗衰老的功效。主治胃火牙痛、脾虚纳少、大便干结、高血压、高血脂等，还可辅助治疗消化不良、习惯性便秘、神疲乏力、慢性胃炎、关节疼痛、皮肤湿疹等。

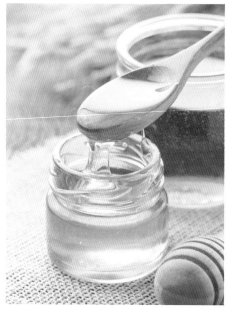

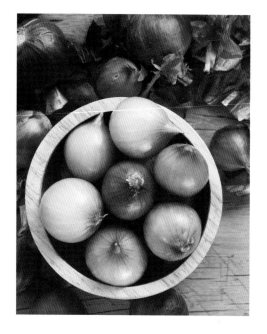

蜂蜜

蜂蜜味甘、性平，入脾、肺、心、胃、大肠经。其具有滋阴润燥、补虚润肺、解毒、调和诸药的作用。常用于肺燥咳嗽、体虚、肠燥便秘、口疮、水火烫伤、胃脘疼痛，还可以解乌头、附子之毒。蜂蜜中含有果糖、葡萄糖、酶、蛋白质、维生素及多种矿物质。常吃可以保护胃黏膜，可以治疗胃灼热、胃痛、反酸等。

洋葱

洋葱味甘、微辛，性温，入肝、脾、胃、肺经。其具有润肠、理气和胃、健脾消食、发散风寒、温中通阳、消食化肉、提神健体、散瘀解毒的功效。常吃洋葱可以预防肿瘤，维护心血管健康，刺激食欲，帮助消化杀菌、抗感冒，特别适合高血压、高血脂、动脉硬化等心血管疾病患者，糖尿病、肿瘤、急慢性肠炎、痢疾患者以及消化不良者。

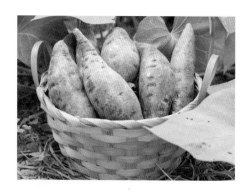

红薯

红薯味甘，性平，入脾、胃、大肠经。其具有补脾益胃、益气生津、润肺滑肠、通便的功效，含多种维生素，是一种常见的绿色健康食品。

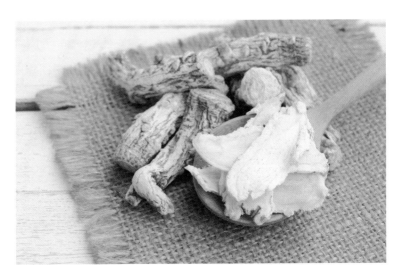

当归

当归味甘、辛，性温，归肝、心、脾经。其具有补血活血、调经止痛、润燥滑肠的功效，可用于调经、补血以及跌打损伤、风湿痹阻的疼痛证，也可用于血虚肠燥便秘。

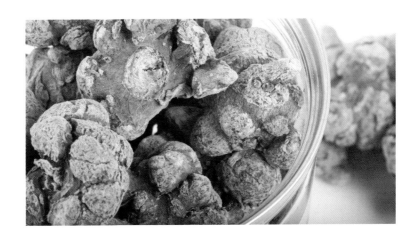

三七

三七又名田七，明代著名的药学家李时珍称其为"金不换"。三七味甘、微苦，性温，入肝、胃经。具有止血、散瘀、止痛的功效。可调节人体免疫功能、抗衰老、抑制血小板聚集、抗肿瘤、保护肝脏、增强机体耐缺氧能力、止血、抗休克、溶血、造血。孕妇慎用。

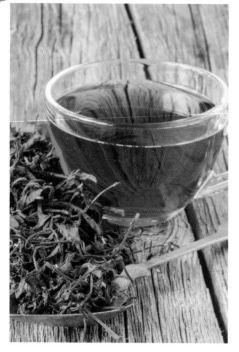

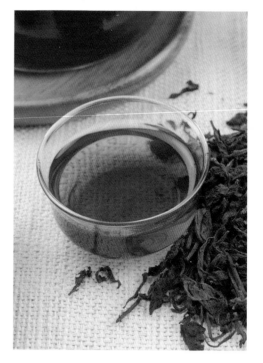

红茶

红茶味甘，性温，归心、肺、胃经。其温中暖胃、散寒除湿，具和胃、健胃之功效，可驱寒暖身。红茶对脾胃衰弱、胃病患者较为适宜。红茶还具有养肝护肝的作用，红茶糖水可治疗肝炎。

普洱茶

普洱茶味苦、甘，有生茶、熟茶之分，熟茶（水）色红，性偏温，生茶（水）偏绿，性偏凉，归肝、胃经。其具有清热利水、消食醒神的功效，可减肥、降脂、防治动脉硬化、防治冠心病、降压、抗衰老、抗肿瘤、助消化、解酒、利尿。

岩茶

岩茶味微苦，性温。其具有明目益思、健胃消食、利尿消毒、祛痰治喘、止渴解暑的功效，还可清脂减肥、延缓衰老、提神醒脑、抗辐射、抗肿瘤、抗衰老、降血脂、降血压、降胆固醇等。

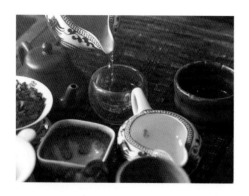

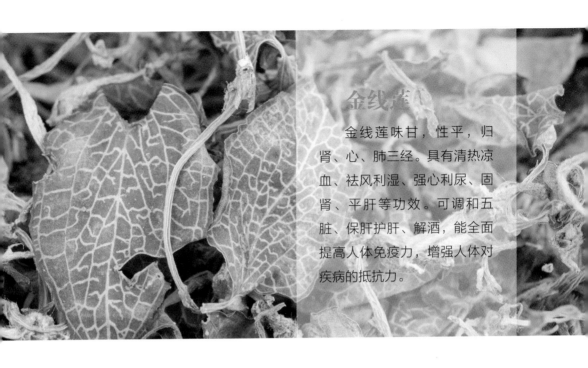

金线莲

金线莲味甘，性平，归肾、心、肺三经。具有清热凉血、祛风利湿、强心利尿、固肾、平肝等功效。可调和五脏、保肝护肝、解酒，能全面提高人体免疫力，增强人体对疾病的抵抗力。

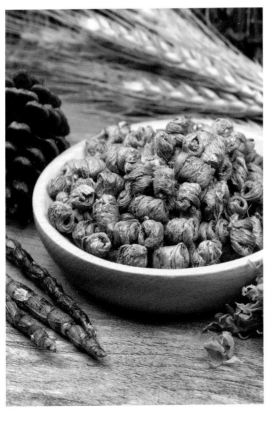

石斛

石斛味甘，性微寒，归胃、肾经。具有养胃生津、滋阴除热的功效。可用于热病伤津或胃阴不足、舌干口渴及阴虚津亏、虚热不退，此外，还有明目及强腰膝的作用。

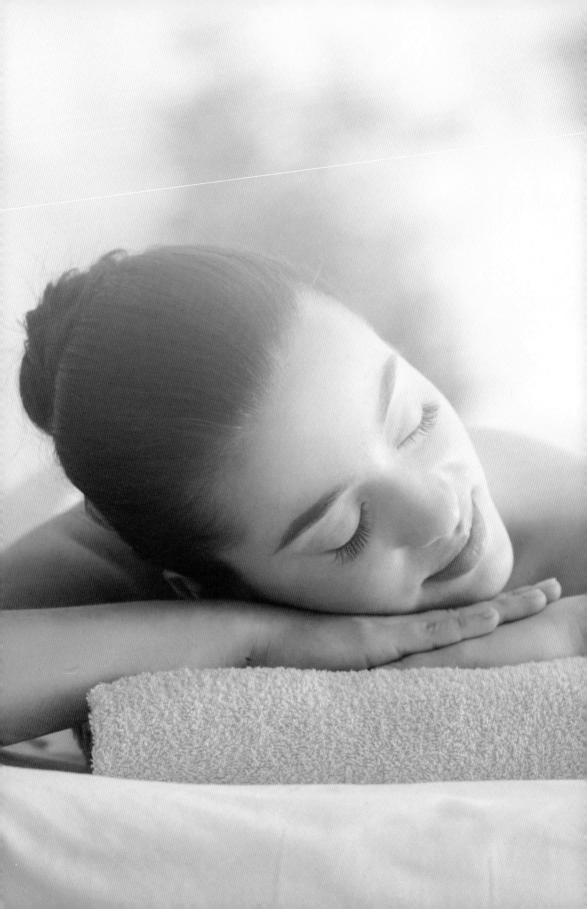

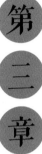

第二章

热养生需先暖养身体

把热养生当做贯彻于起居、饮食、运动等生活方方面面的保健思维方式，就能帮助你拥有更健康的身体。

吴贵勋主讲

扫码免费收听
热养生音频课

第一节
饮食避寒凉

先分享两个故事吧！

我曾遇到这样一位患者，已经调理很久了，他一直说自己严格按照食疗方案执行，可是效果却不明显，虚胖，血压值、血糖值也不理想。我很诧异，询问他是否完全戒除寒凉食品，他给了我肯定的回复，于是我让他将前一天所吃食物告诉我，我才知道，这三年来，他每天中午吃两根丝瓜，每天晚上吃一根黄瓜，我问他是否知道丝瓜、黄瓜的性味，他很肯定地告诉我丝瓜、黄瓜都是性平的，我真是哭笑不得。我的书和整理好的食物属性表都明确标示着丝瓜、黄瓜是寒凉食物。了解真实情况

后，他长叹一声："这些年，我真是抱着魔鬼当宝贝啊！"

另外有一位男性患者，需要调理的是性功能，经过朋友介绍找到了我，根据我制定的治疗方案调理了一个月之后，觉得没有效果。我仔细询问了情况，也没发现不妥之处，直到几天后他来复诊，特意带了礼物给我。礼物是金线莲，我婉言谢绝了，他却很热情，不停地让我收下，说都是自己种的，不用客气。我有些诧异，问起他的工作，才知道他自己承包了一个种植金线莲的基地，将金线莲加工为成品，每天陪同客户饮用金线莲茶。这就是他迟迟不见效果的原

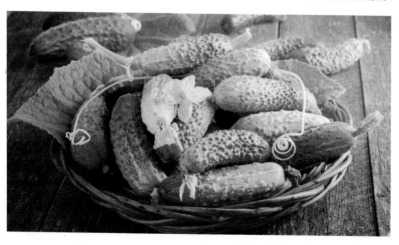

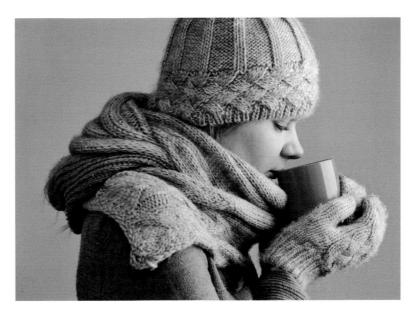

因。虽然《本草纲目》中记载金线莲味甘、性平。具有凉血平肝、清热解毒的功效，其实所有凉血清热的物品性质都偏凉，加之现在的金线莲大多在棚内种植，吸收阳光较少，凉性更重了，所以现在的金线莲应该定为凉性食物。我要求患者，对每样入口的食物进行判断，而不确定性味的食物往往就是漏网之鱼！

上面讲了"吃"的，接下来讲"喝"的。许多美女既不吸烟也不喝酒，却全身"拥堵"得格外厉害，肝火很旺，经常上火，口腔溃疡，满脸长痘。我问她们是否喝足了水，都回答说喝了很多，再一追问，得知喝的是茶、汤、饮料这些饱和或是接近饱和的溶液，这些饱和溶液是无法带出体内垃圾的。所以，我们要养成喝温白开水的习惯，水的温度与我们人体体温接近为佳，建议在35摄氏度以上。若饮用的是冷水，人体自身还需耗费能量去将冷水加热，不仅没有起到帮助我们排泄的作用，还吸收了我们的热量。喝水是为了溶解我们身上的一些物质，以便于排出体外。

一般来说，一个人每天喝的温白开水不能少于1500毫升，因为一个人每天的排尿量在1500毫升左右，再加上排汗、唾液等，所以1500毫升的进水量是最低要求。有些患者体内血管已经"拥堵"得很严

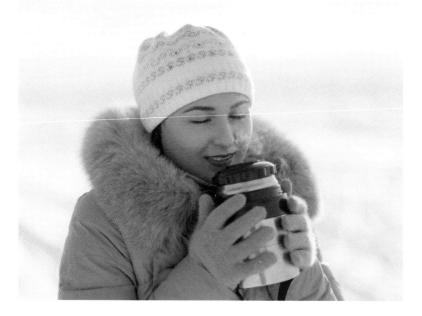

重，此时1500毫升的进水量是远远不够的，建议每天最少要喝2000毫升的水。具体饮水量要根据实际情况判定，体重是一个简单的判断依据。若一个人是标准体重，1500毫升即可；若是标准体重但血管拥堵严重，就需要2000毫升；若是肥胖、体重超标、血管拥堵严重，就需要2500毫升。

再次强调，饮料不可代替温开水。饮料不仅是饱和液，带不走体内的垃圾，更重要的是——伤肾。我将饮料归类于寒凉食品，大量寒凉食品进入我们体内后，会熄灭我们的肾火，肾就无法正常地产生人体所需的动力、推力，气就虚了。肾气虚了，人体内多余的水分就排不出去，容易导致肥胖甚至是各种肾病，比如说肾病综合征、肾炎等。我身边有一些亲朋好友的孩子，从小爱喝饮料，十几岁就得了肾病综合征，需要血透，靠吃激素维持肾脏功能，让人心痛！

接下来讲饮酒。我是非常不赞同大家喝啤酒的，在我看来，啤酒就是垃圾食品，它非常寒凉、糖分高。葡萄酒本是一个好选择，但现在市面上的产品良莠不齐，大多品质不能保证。在没有办法判断酒的真假时，建议不要喝。热养生并没有绝对禁止大家饮酒，如果是有品质保障的白酒，例如"茅台"，是可以喝的，但也不可贪杯，一天最多100毫升。适量饮用白酒能够促进我们的血液循环，相当于轻松的锻炼。白酒，我将其归类于热性食品，能够加速体内的循环，加速心脏的跳动，一天保持在100毫升以内，是没有问题的。

下面介绍吃"肉"，也就是动物性食品。不是素食主义者的人，可以适当吃肉。但现代人每天的动物摄入量都偏多。如今的猪肉和过去的猪肉不一样，如今将猪喂大只需半年，过去的猪"出栏"至少需要一年的成长期，可想而知其脂肪含量比过去高出多少。而且，如今的猪吃的是人造饲料，过去的猪吃的是孩子们到山上拔的猪草，以及萝卜、菜叶之类的植物。所以我不太建议人们吃猪肉。我建议大家吃牛肉。牛肉分两种，一种是黄牛肉，一种是水牛肉。黄牛肉属于性温食物，可以吃；水牛肉属于性凉食物，尽量少吃。吃肉就要考虑脂肪摄入量，我建议大家一个人一个月摄入的油量不超过750毫升（包含炒菜用油）。若是动物类食品摄入太多，相应地，炒菜用油就要减少，油脂的月摄入量控制在750毫升以内。

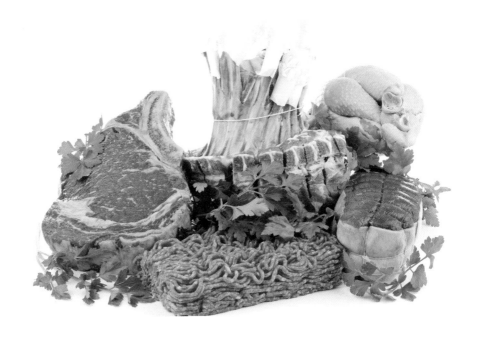

吴贵勋主讲

扫码免费收听
热养生音频课

第二节
妙用山茶油

相传元末时，朱元璋被陈友谅的军队追杀到建昌的一片油茶林中，这个时候正在油茶林中采摘的老农急中生智，把朱元璋装扮成采摘油茶果的农夫，朱元璋因而幸免一劫。老农见朱元璋遍体是伤，到处都是血，赶紧用山茶油帮他涂上。没几天，朱元璋就觉得身上的伤口红肿渐消，慢慢愈合了。他非常高兴地称此油茶果，是"上天赐给大地的人间奇果"。后来他在老农家休养一段时间，便秘也有所好转，几番询问后才得知，原来这是每天吃山茶油的缘故。等到朱元璋统一天下后，不忘老农的救命之恩，将山茶油封为"御膳用油"，并御赐"御膳奇果汁，益寿茶延年"。

山茶油是从山茶科植物油茶树种子中提炼出来的，是我国最古老的木本食用植物油之一，又名月子油、长寿油、茶籽油。中国是茶油的原产地，也是世界上最大的茶油生产基地。除此之外，只有东南亚、日本等国有极少量的分布。油茶树从开花、结果到成熟采摘，历经秋、冬、春、夏、秋五季的云滋雾养，充分吸收日月天地之精华，营养价值极高，是国际粮农组织首推的卫生保健植物食用油。

近年来，科学家们对山茶油和橄榄油进行的对比研究表明，山茶油与橄榄油的成分尽管有相似之处，但茶油的食疗双重功能实际上优于橄榄油，也优于其他任何油脂。如今科学评价一种油的质量与其饱和脂肪酸、不饱和脂肪酸的所占比例有着莫大的关系。医学上认为，不饱和脂肪酸远比饱和脂肪酸对人体更有益。橄榄油含不饱和脂肪酸为75%~90%，茶油中的不饱和脂肪酸则为85%~93%，为各种食用油之冠。

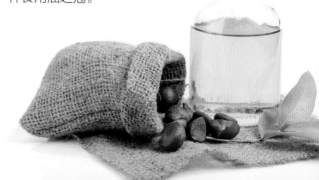

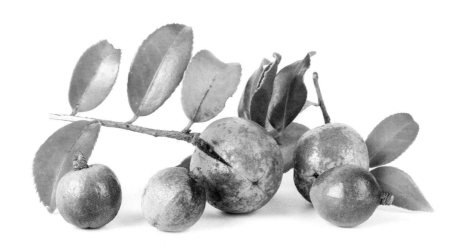

各类植物油脂肪酸含量（%）对照表

油类脂肪酸	山茶油	橄榄油	花生油	大豆油
饱和脂肪酸	7~11	8.2~14.5	16.2	14.8
单不饱和脂肪酸	74~87	65.8~84.9	42.5	22.9
多不饱和脂肪酸	7~14	3.5~22	41.2	62.8

现在很多人都知道橄榄油是优质油，有些人甚至花大价钱托亲戚朋友从国外带回来，却忽视了老祖宗留给我们的珍贵财富——山茶油。

油茶树的种类按果型分三种：大果油茶、普通油茶、小果油茶。其中小果油茶品质最好。大果油茶和普通油茶是全国主要的种植品类，产量高。小果油茶又分为龙眼茶（目前市面最多的是小果茶）、羊屎茶、珍珠茶（老茶种，品质最好，产量最低）。

珍珠油茶则是比较稀少的老茶种，其特点是籽小似珍珠，油质最好，产量最低，因产量低而逐步被农户淘汰。

现在农户在收茶籽的时候，大小果都一起收，一起压榨，不能完全保证山茶油的纯净。

现在市面上的山茶油有两种榨取方法：一种是浸出精炼茶油法，这种方法，在提炼的过程中，经过脱胶、脱酸、脱色、脱臭等工艺流程，会破坏茶油中的维生素等营养物质；另一种是古老原榨山茶油法，它充分地保留了茶油中的营养成分，榨出的油，色泽金黄，气味香醇，澄清透明，口感顺滑，无任何苦涩味，不油腻，可以直接饮用。不足之处在于保质期短，只有6~9个月。

食用山茶油的好处

改善血液循环

有机构在对现代饮食的研究中发现：中国南部尤其是福建北部、广西巴马、江西婺源、浙江西部山区的居民因心血管疾病导致的死亡率最低，在历史上都是"长寿之乡"。这些地区有一个共同点，即这些地区的居民都是以山茶油为主要的脂肪来源。

现代医学证明：山茶油能防止动脉硬化以及动脉硬化并发症、高血压、心脏病、心力衰竭、肾衰竭、脑出血。

促进消化系统功能

山茶油能提高胃、脾、肠、肝和胆管的功能，能预防胆结石，并对胃炎和胃十二指肠溃疡有疗效。此外，山茶油还具有一定的通便作用。大量研究证明：以山茶油为特色的饮食是能降低胆固醇水平的健康饮食。

增强内分泌系统功能

山茶油能提高生物体的新陈代谢功能。最新研究结果表明，健康人食用山茶油后，体内的葡萄糖含量可降低12%。所以目前山茶油已成为预防和控制糖尿病最好的食用油之一。

强化骨骼系统功能

山茶油能促进骨骼生长，促进钙的吸收。所以在骨骼生长期以及在防止骨质疏松方面，山茶油也可以发挥重要作用。

预防癌症

由于山茶油中的脂肪酸有抗氧化物作用，并含有微量元素，因此它对某些癌变（如乳腺癌、前列腺癌、结肠癌、子宫癌等）能起到一定的预防作用。

防辐射

山茶油在被发现有协助防辐射的功能以后，就被用来当做宇航员的专门食用油，并且用的是优质的小果茶油。

根据成分和可消化性的对比，我们发现山茶油是最近似于人奶的自然脂肪。所以，山茶油也是优秀的婴儿食品。

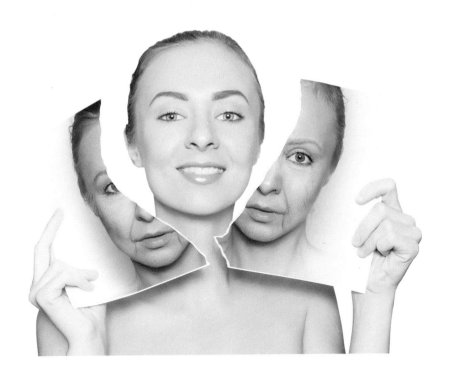

抗衰老

实验表明，山茶油含有的抗氧化剂维生素E，长期食用能防止脑衰老，并能延年益寿。

护肤

山茶油也能保护皮肤，尤其能防止皮肤损伤和衰老，使皮肤具有光泽。

烧伤科会用一种名叫"湿润烧伤膏"的药，其中的一种主要成分就是优质山茶油，因为其含有丰富的维生素E和抗氧化成分，具有良好的保护效果。若是在家不慎烫伤，可先用冷水冲，之后涂抹一些山茶油，愈合效果非常好。

山茶油对特殊人群的好处

孕产妇

怀孕期间，茶油在民间被称为"育子油"，每日适量食用茶油，可以增加母乳、有益胎儿发育；在妊娠之后，用茶油涂抹腹部并坚持按摩，还能有效去除妊娠纹；食用茶油还可改善产妇丘脑功能，食补的同时促进体型的恢复，重回曼妙身姿。

婴幼儿、少年

婴幼儿处于智力和身体快速发育时期，迫切需要大量的营养物质，油脂是其中重要的营养之一。

医学研究证明，油酸和亚油酸在人体内可以转化成DHA（二十二碳六烯酸，俗称"脑黄金"）和EPA（二十碳五烯酸），它们对大脑的发育和视力发展具有重要的促进作用。山茶油能促进婴幼儿及儿童食欲，可利气、通便、消火、助消化，对促进骨骼等发育很有帮助。

中老年人

可以预防心脑血管疾病，延缓身体衰老，减少脱发现象；提高机体抗氧化能力，减少"寿斑"的出现；清胃润肠，有助于缓解习惯性便秘。

"三高"人群

山茶油富含油酸、亚油酸、亚麻酸以及山茶苷、茶多酚等营养物质，可以软化血管，清洁血管壁，降低胆固醇，提高血液抗氧化能力，从而调理三高症状，消除疾病隐患，是三高（高血压、高血脂、高血糖）人群以及心血管疾病患者的首选健康食用油。

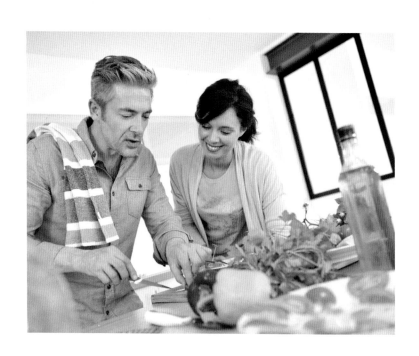

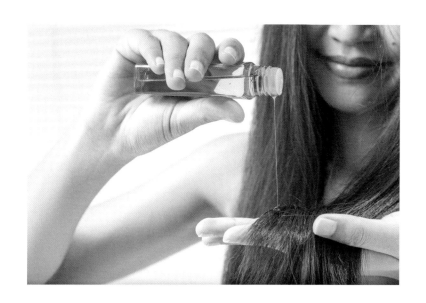

山茶油的其他用途

保湿滋润

山茶油具有保湿滋润作用，秋冬季节皮肤干燥的时候，可以使用山茶油擦拭，缓解皮肤干燥所造成的皲裂及瘙痒。

增强皮肤弹性

沐浴后用山茶油擦身，也可增强皮肤弹性。每天用少量山茶油涂抹脸部还可以延缓面部肌肤衰老。

卸妆作用

有化妆习惯的朋友们，在化妆棉上滴两滴山茶油轻擦面部，能有效除去油彩与化学物质，把顽固的彩妆卸除，使面部不受侵蚀。

活血化瘀作用

山茶油具有活血化瘀的功效，能消红、退肿，可舒缓婴儿尿疹、湿疹等。

天然护发品

由于山茶油还具有乌发养颜功能，可防止头发断裂及脱发，因而也成了爱发者、惜发者首选的纯天然护发佳品。

特别值得一提的是，在我们日常炒菜中，一般会先热油锅，性凉的山茶油经过加热转变成性温的，而性平、性热的油经加热则转变成性燥的，容易引起"上火"。

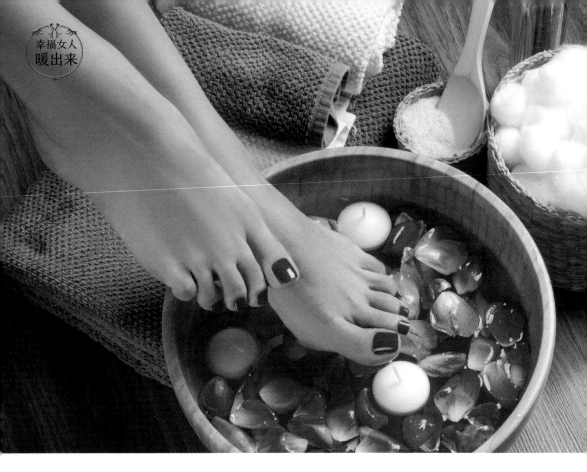

吴贵勋主讲

扫码免费收听
热养生音频课

第三节
泡脚助阳气

俗话说得好："养树需护根，养人需护脚。"脚是人体的"第二心脏"，保护它要讲究科学。用热水泡脚，不但可以促进脚部血液循环，降低局部肌张力，而且对消除疲劳、改善睡眠大有益处。中医认为，足部是足三阴经、足三阳经的起止点，与全身所有脏腑经络均有密切关系，用热水泡脚，可以起到调整脏腑功能、增强体质的作用。

对于健康人来说，一般用清水泡脚就可以了，但是很多人喜欢在泡脚桶里加各种各样的东西，我不建议胡乱往泡脚水里加东西。

我曾有一个患者，用生姜水泡脚泡了1年，结果浑身是病。之后他找到我，我给他调整了一下，他就好了。一般情况下用清水泡脚就可以了，若是身上湿气很重，或是像4、5月份这种湿气很重的月份，建议适当地用艾叶煮水泡脚。艾叶水泡脚不可过多，一般情况下一周两次就行，这两次建议有一定的时间间隔，例如周二和周五。

泡脚的好处

促进血液循环

体温与血液循环有密切的关系，热水泡脚可以改善足部和全身血液循环。有人做过测试，一个健康的人用40~45摄氏度的水浸泡双足30~40分钟，其血液的流量增加10~13倍。尤其是对那些经常感觉手脚冰凉的人，泡脚是一个改善血液循环的极好方法。如果说运动的目的是促进全身血液循环，那泡脚也就达到了这个目的。

促进新陈代谢

热水泡脚促进了足部和全身的血液循环，从而调节各内分泌腺体分泌各种激素，如甲状腺分泌的甲状腺激素，肾上腺分泌的肾上腺激素等，这些激素均能促进新陈代谢。

对很多疾病的治疗，有很好的辅助作用

人们常说一句话："富人吃补药，穷人泡泡脚。"可见，泡脚对改善身体健康的作用很大。尤其是现代社会，人们大量地使用空调，再加上普遍爱吃性凉的食物，所以体内多寒湿，通过泡脚，可以加速体内排寒。

消除疲劳

研究发现，运动员在经过一天剧烈运动后，每千克血液中平均含有30毫克的乳酸，用43摄氏度的水浸泡双足30分钟后，进行采血检查，平均下降5毫克，经过一段沐足时间，血液中的乳酸降低20毫克左右，恢复到几乎感觉不到疲劳时血中的乳酸水平。

泡脚可以改善睡眠，消除失眠症状

用43摄氏度的水浸泡双足30分钟，能使血液中的乳酸降低。而且，足部有丰富的神经末梢和毛细血管，用热水泡脚对神经和毛细血管有温和的刺激作用。这种温热刺激反射到大脑皮质，对大脑皮质起到抑制作用，从而改善睡眠，消除失眠。泡脚也使足部的血液流速和流量增加，从而改善心脏功能，降低心脏负荷，促进新陈代谢。通过泡脚，还可调节经络和气血。同时，足部血管扩张，血容量增加，会使头部血流加快，及时足量补充大脑所需氧气和营养物质。

泡脚的时间

泡脚的最佳时间是傍晚太阳落山时。此时正是阳气下降阴气上扬之时，肾经气血最衰弱的时候，选择在这个时候泡脚，足底血管会因为温水的刺激而扩张，有利于活血，进而加速全身血液循环，达到滋养肝肾的目的。

但"上班族"很难做到，所以我建议泡脚时间在每晚7~9点为佳。在此时泡脚，身体热量增加后，体内血管会扩张，有利于活血，从而促进体内血液循环。同时，白天紧张了一天的神经，以及劳累了一天的肾脏，都可以通过泡脚在这个时候得到彻底放松和充分的调节，人也会因此感到舒适。

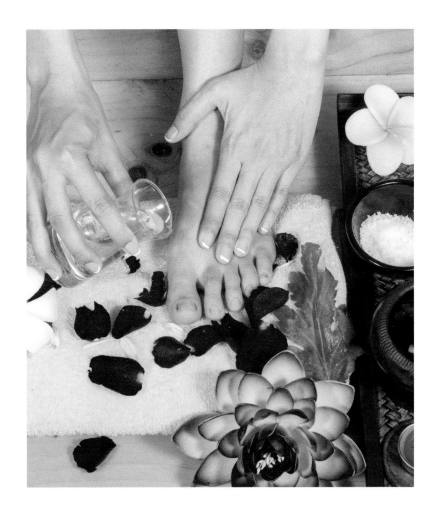

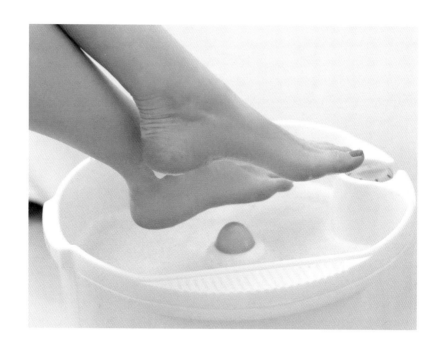

如何正确地泡脚

泡脚水的温度

一般来说，泡脚水的温度以41~43摄氏度为宜，最好不要超过45摄氏度。水温太低，起不到温热刺激的作用；水温太高，容易烫伤皮肤或过度刺激神经。

泡脚的程度

泡脚泡到额头微微出汗即可，具体时间根据每个人体质的不同而有所不同，正常情况下，不可泡至浑身大汗，汗为心之液。出汗太多会伤心的，出微汗就可以使你的经络上下贯通了，这也是证明你经络是否通畅的一个办法。有一些特别的情况，上火期间、感冒的患者、"三高"患者调理前期准备阶段等，是需要泡出大汗的，情况不一样。

可以选择加热设备，或者备一壶热水

若是恒温泡脚桶，只需设定好温度；若是木桶泡脚，没有加温设备，这样，我们在泡脚的时候，有时感觉水凉了，就得往里加热水，所以泡脚前我们可以多准备些热水备用。

泡脚的注意事项

(1) 泡脚首先要注意时间不能太长，泡到额头微微出汗最好。

(2) 太饿时不能泡脚,太饿泡脚会引起头晕等不适。

(3) 饭后半小时内不宜泡脚，它会影响胃部血液的供给，长期下来会使人营养不良。

(4) 泡脚后不能马上睡觉。趁着双脚发热的时候揉揉脚底，及时穿好袜子保暖，待全身热度缓缓降低后再入睡效果最好。

(5) 12岁以下的小孩不适合经常泡脚，一周泡1~2次即可。

(6) 女性朋友在经期不建议泡脚，经期过短（5天以内）和月经量过少的朋友可以泡脚。

(7) 血糖高的人、有下肢静脉血栓的人，感觉灵敏度会比常人低，对温度的感觉不够准确。这种情况最好让知觉正常的家人先试探好水温再泡脚，避免因水温过高而烫伤皮肤。这类人泡完脚以后建议平躺，在脚下放两个枕头，让脚抬高高过心脏的高度，以利于下肢血液的回流。

(8) 注意防寒防风。泡脚时毛孔处于张开的状态，如果此时吹到了风，风寒很容易就进到体内了，反而落下了病根。所以泡脚的时候不能对着窗户、开着大门，夏天更不能边吹风扇或空调边泡脚。把风扇空调关了，出点汗更有助于排毒。如果气温特别高，不降温容易中暑，可以把风扇开着，但别对着吹，开空调的话也要把温度调高点。出不了汗的时候或是冬天冷的时候要注意

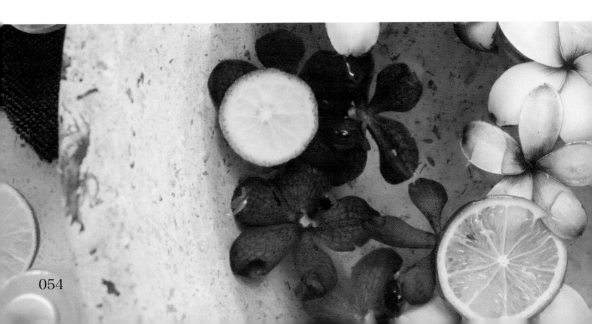

多披件衣服。

(9) 泡脚时喝热开水有助于排毒出汗，特别是感冒时效果更佳。

(10) 严重心脏病患者和低血压患者泡脚时，最好有人陪同，防止出现意外。

(11) 有糖尿病足的患者，不能泡脚。

(12) 其他情况。我在建议不同的患者用艾叶煮水泡脚时，第一周连续3天、4天、5天的都有，适当地用艾叶水泡脚可以将体内的寒湿更好地排出体外。但是，艾叶是"发"的东西，若是泡太多，整个人就虚了。我遇到过一个患者，没有掌握好艾叶泡脚的"度"，连泡了15天艾叶水，头晕得厉害。我知道后立马调整，才让他及时恢复过来。这也提示我们，并没有所谓"灵丹妙药"，养生方法要在专业人士指导下，才能达到最佳效果。

若是一个人身体强健、湿气重、淤堵严重就泡5天艾叶水，能够把身体里的毒素更好地排出来；若是一个人比较虚弱，湿气不严重、轻微淤堵泡3天即可。有些人一进补就容易上火，该多泡些艾叶，湿气越重，所需时间越长，视具体情况而定。若是不好判定，我建议第一周先连着泡2天艾叶水，其余时间泡清水，第二周艾叶煮水泡2天（需间隔一段时间，如周二和周五），泡至额头微微出汗即可。

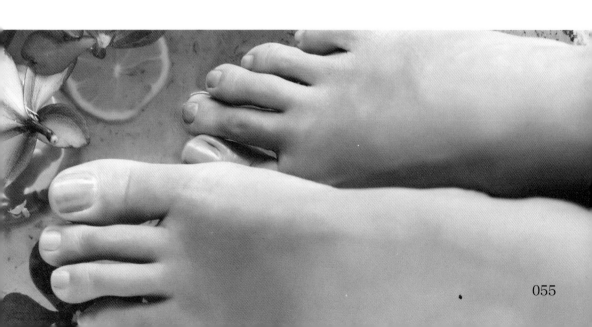

吴贵勋主讲

扫码免费收听
热养生音频课

第四节
运动活气血

运动是调养气血必不可少的环节，有助脾胃将营养物质转化为气血，让人吃得香、睡得好。此外还能疏通经络，促进气血运行。

现在大多数人因为工作性质等原因平时较少运动，再加上长期不自觉地进食一些过于寒凉的食物，造成基础体温低，气血不足，体质阴虚，这样血流就变得缓慢，血液中过于黏稠的油脂就容易在血管破损处沉积，最终形成动脉粥样硬化，血管堵塞，血管一堵塞，许多疾病就来了。如高脂血症、高血压、心脏病，糖尿病、脑梗死、心肌梗死、静脉血栓等等。

我的"热养生"提倡患者每天在温和阳光下运动至少40分钟，运动能够让身体增加阳气，身体温度升高，让运化加快，只是这个运动不宜过于剧烈，以免损伤气血。以运动到微汗出和舒服为宜，坚持下去，自然会增加人体的阳气和排毒能力。

我要求椎间盘突出等有颈腰疾病的患者做"燕子飞"，具体做法是人趴在床上，只有肚子与床接触，头与四肢都向上挺起来，像燕子飞翔一样。"燕子飞"作为锻炼颈椎和腰椎的重要方法，胜于吃药。

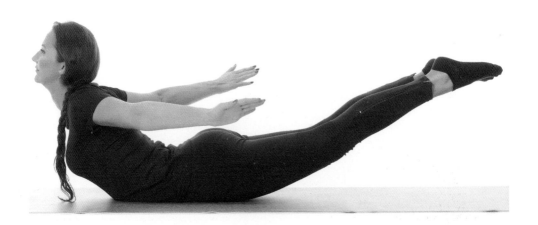

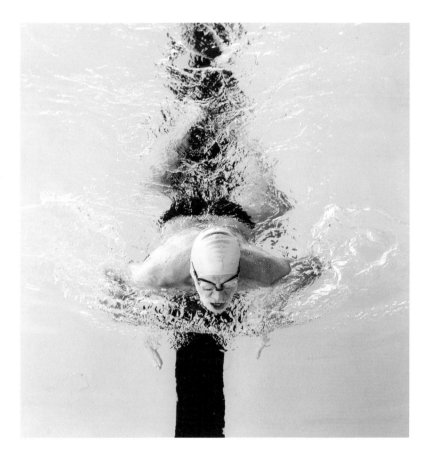

椎间盘突出的患者，在运动方式上不建议他们跑步，而鼓励他们游泳，蛙泳最好。因为此时身体漂浮在水里，与猿猴四肢行走时的状态一样，椎体和椎间盘是"前后"的位置，而不是"上下"的位置，减轻了压迫的情况。

我治疗颈椎病患者时，要求患者做"顶天立地"的动作，就是把我们的双手交叉，反手举过头顶，下巴朝上，看着天花板，呼气时全身用力往上顶（包括手臂、下巴），就脚后跟牢牢扎在地上。这个动作的关键是努力将下巴往上，往天花板的方向使劲。呼气时往上顶，吸气时放松，不要急于求成，要循序渐进。一般做十几个就会满头大汗，这是因为平时用电脑、玩手机将颈部堵住了，在做的时候将颈部的经络疏通了，我们的汗就可以排出来了。出汗是好事，说明经络是通的，若是不出汗，说明经络堵住了。

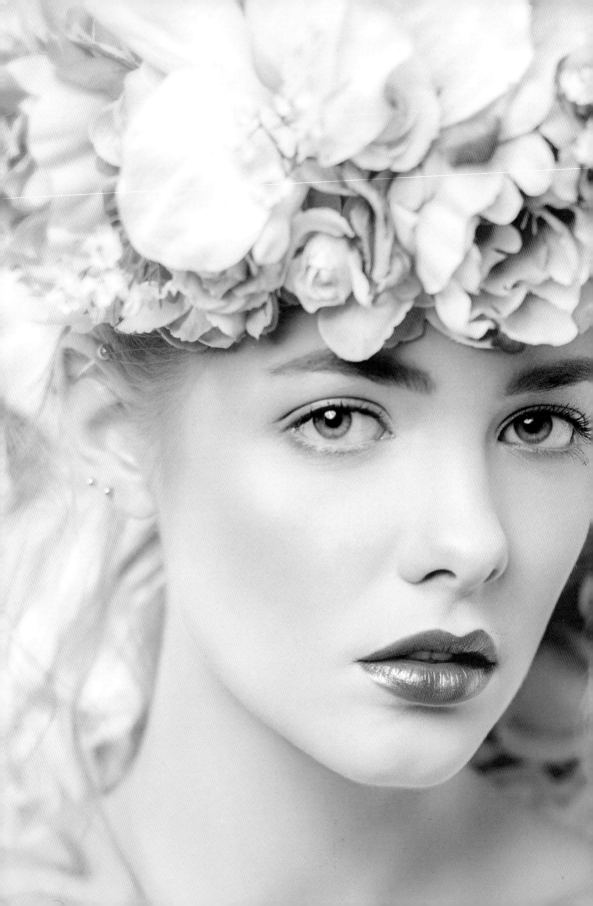

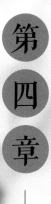

第四章

暖暖的女人更美丽

暖，不光是个美丽的字眼，还包含有能量、关爱他人的意思。

暖女人，让人想到的不光是面色红润、健康有活力的形象，还让人想到是个有爱心、热心肠的女人。

不暖的女人，常常面临许多隐藏的健康问题，连自己都暖不了，又怎么去暖你的爱人，你的亲人呢？

女人，先让自己暖起来吧！

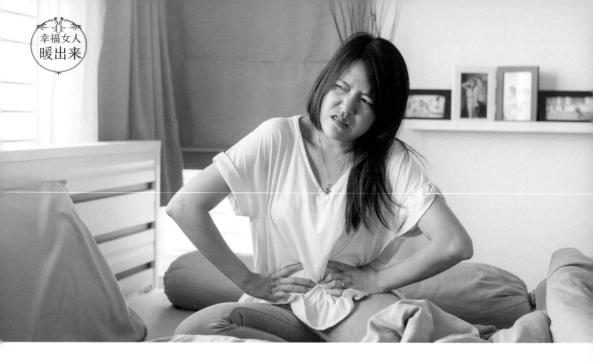

第一节
"月"来越美，规律的月信让女人更美

根据女性生理发育的规律，到了14岁左右，任脉通，太冲脉盛，月经就按时来潮，一直到50岁左右，冲任虚衰，天癸枯竭，月经就不再来潮。这说明妇女在一定的年龄内，除生理上的特殊情况（妊娠和哺乳期）外，都是有月经。正常的月经，每月一次，所以称为"月经"。月经周期是一定的，一般为28天左右，如在22天以后34天以内按期来潮，经常如此，并无其他的特殊感觉，亦属正常月经，如果超出这个范围，那就有可能是异常了。如果经期提前、推后、过多、过少或痛经、闭经、崩漏等，均属于病理变化的月经异常，也就是月经病。

随着社会的发展，生活节奏不断加快，许多现代女性已经撑起了半边天。工作的繁忙，家庭的琐碎，导致了月经的不规律，这成了许多女性朋友的"难言之隐"。

月经的主要成分是血，血有赖于气的运行及调节，气血的充足、协调是月经正常的基础。

女子以肝为先天，肝藏血，主疏泄，而肾为先天之本，肾藏精，主生殖。故肝肾功能失常所致冲任气血失调是妇科疾病产生的主要病机。

《女科撮要》中提到："故心脾平和则经候如常，苟或七情内伤，则月经不调矣。"这意思就是说，心平气和，保持良好的心情，月经就会如期而至；如心思忧郁，七情刺激，则会导致月经不调。

《校注妇人良方》中提到："妇人月水不调，乃风邪乘虚客于胞中，而伤冲任之脉。"在这里，我们要学习一个很重要的名词——"冲任"。冲为太冲脉，任为任脉，都属于经脉的奇经八脉，而且都是以脏腑为基础的，以肝肾为主。

冲脉为"十二经脉之海""血海"，掌管女子月经及孕育功能。

任脉调理阴经气血，为"阴脉之海"，任主胞胎（子宫和卵巢）。

所以月经病的病理逻辑为：脏腑功能失常→冲任不调→气血失调→子宫、胞脉、胞络受损→月经病。

我们生活中常见的月经病，基本上都是因为不良的生活习惯或者各种环境因素导致的。

(1) 长期疲劳，烦恼过多导致的肝郁气滞。

(2) 吃大量寒凉性食品导致体寒，肾阳受损，肾气不足。

(3) 大鱼大肉、饮食过于油腻导致痰瘀阻滞。

(4) 居住环境过于潮湿寒冷。

不良的生活习惯或者各种环境因素，容易导致湿邪，寒邪入侵，导致肝、肾、脾损伤，功能失常。而冲任二脉更是以脏腑为基础的，以上种种原因产生的结果就是冲任失调，气血不畅，月经病也就找上门来了。

古语曰："气血冲和，万病不生。一有怫郁，诸病生焉。"这句话正说明了以上的道理。所以，治疗月经病，要从气血上着手，改正不良的生活习惯，再加上益气补血，方能见成效。

月经病，主要包括月经周期不规律、经量的异常、痛经、闭经、崩漏等等。

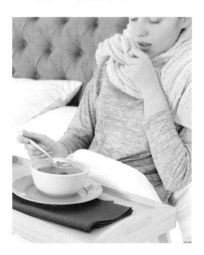

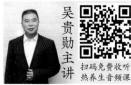

吴贵勋主讲

扫码免费收听
热养生音频课

痛经

凡在经期或经行前后，出现小腹疼痛，或痛引腰骶，甚至剧痛晕厥者，称为"痛经"，亦称"经行腹痛"。

现在很多女性朋友对痛经的现象不以为然，认为这是正常现象，只希望通过热水袋、暖宝宝、止痛药缓解疼痛就好。很多女性都经历过痛经，撕裂痛、绞腹痛、针刺痛……时好时坏，疼起来，丝毫不留情面，严重时还会影响日常生活、工作。

陈女士是一位干练的职场女性，年仅31岁便在广州某知名公司担任项目总监一职。今年9月份，陈女士公司迎来了一个发展契机，需要与几家同行公司竞争一个价值两千万的订单，陈女士以负责人的身份，带领团队花了三个月时间精心准备，并反复模拟竞标提案演练，公司上下都充满了信心，老板也发话，倘若竞标成功会给予个人和团队丰厚的奖励。然而，竞标提案那天陈女士却提前来了例假，一直有痛经问题的她，因为紧锣密鼓的筹备太辛苦，痛经比往常更加严重……

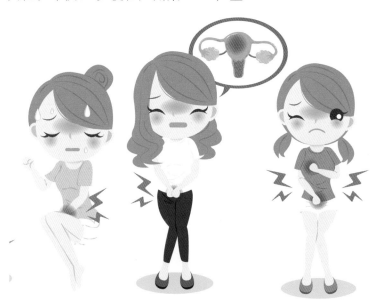

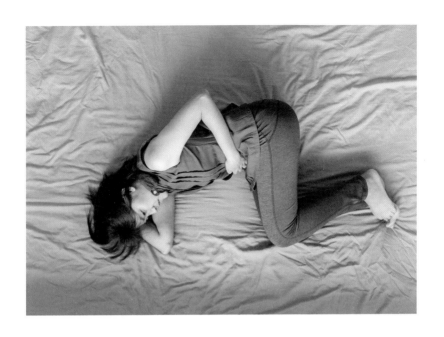

竞标提案当天，陈女士痛到冷汗直流、面色惨白，却也不得不强撑着上阵。但由于痛经的影响，陈女士的现场表现和模拟时判若两人，最终被对手夺标。竞标结束后，虽然同事和老板都安慰她不用放在心里，但是公司失去了一个重要的客户，发展也受到了不小的影响。面对老板和同事们隐藏着的失望，陈女士更是陷入了深深的自责……

"宫寒"是引发痛经的罪魁祸首

其实，痛经是身体向你发出的一种宫寒警报信号！

痛经发生与冲任、胞宫的周期性变化密切相关，主要原因在于外寒内伏或者是气血亏虚。宫寒即为子宫寒冷，由于外来之寒邪或者是人体脾肾阳虚所生之内寒停滞在女性胞宫，痛经在绝大多数情况下是由于"宫寒"所致。宫寒降低了子宫周围的温度，使体内循环代谢的速度减弱，造成气滞血瘀，不通则痛；气血亏虚也大大降低了阳气对人体的温煦功能，使之无力与子宫周围的寒气相搏，加重宫寒程度，从而增加痛经的严重程度。

对于宫寒造成的痛经，痛经贴，暖宝宝、万能热水……相信这些经期常用法宝，各位女性也没少用，这些方法都是局部温暖子宫抵御寒气，暂时缓解疼痛，下次月经期又会继续疼痛，这种无休止、无限循环的痛苦折磨着千千万万的女性。

宫寒痛经的调理方式

这里要提醒女性朋友们不能再一味镇压痛经，应该从根本去调理解决身体出现的宫寒状况。要知道，痛经并非无药可救，宫寒体质是可以调理的。

宫寒痛经的女性朋友们大多体寒、气血亏虚、气血不畅，难以滋养胞宫。对此首先要排除体内的寒气，加快血液循环，促进新陈代谢，然后通过多吃温热补气血的食物改善宫寒痛经，旨在有足够的气血可以滋养子宫、卵巢。气血通畅，胞宫温暖了，自然而然改善宫寒体质，告别痛经。

内补——食疗调理

多吃温热、驱寒、补气血的食物，补益气血，温煦滋养胞宫。例如阿胶、核桃、红枣、黑芝麻、糯米、黑米、黑豆、胡萝卜、樱桃、桂圆、香菇、黑木耳、银耳、花生、牛肉、羊肉、乌鸡肉、虾、枸杞子等。

切记，补气血的同时避免食用寒凉食物。

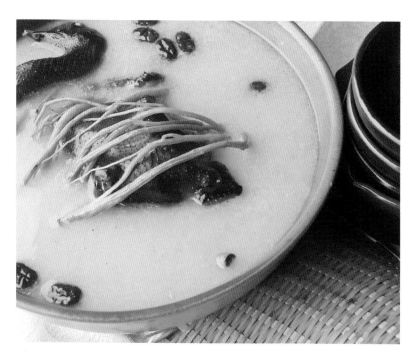

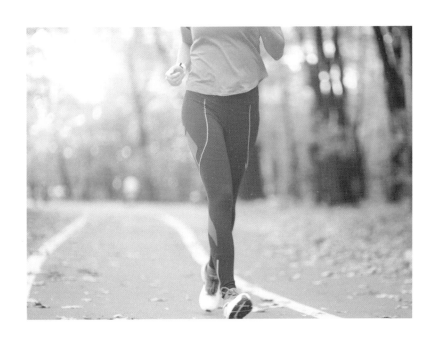

外调——生活保健

宫寒痛经的女性的小腹相对比较冰冷，我们可以每天晚上睡觉前用热水袋热敷小腹，促进腹部的血液循环，暖身驱寒，例假期间继续坚持热敷。手脚冰冷的女性坚持常用热水泡脚，有助于血液循环，促进新陈代谢，温肾散寒、温经通络。每晚睡前泡脚还有助于提高睡眠质量。

"动则生阳"，寒性体质者可以通过运动来改善体质，快步走是最简便的方法。步行在阳光下，可以借助阳光生发阳气，疏通经络，调畅气血，改善血液循环，排除体内寒湿，让身体温暖起来。

有一次，某单位邀请我过去做讲座。接待我的是一位女领导，四十来岁，能力超群，风风火火，带领部下出色完成了很多任务。我见到她时，发现她的脸色不好，有些青白，我们坐下来时，她时不时就用手揉小腹，偶尔说话有些抖。我问她是否是小腹疼痛，她告诉我，自己每个月那几天都痛得不行。我看了一下她的舌，绛、苔白，这是典型的宫寒痛经。我让她赶紧喝一杯老姜红糖水下去，过了一会儿她的疼痛得到了缓解。我跟她说这个方式可以暂时缓解疼痛，但如果要彻底解决这个痛经的问题，还需要好好地调理1~2个月。具体是怎么做的呢？

（1）坚持每天晚上泡脚。第一周用艾叶连泡3天（500克艾叶分6次），再泡4天白水；第二周以后泡2天艾叶（时间需有间隔，如周二、周五），其余5天泡白开水。每次坚持泡到额头微微出汗为止。来例假时不要停止泡脚。

（2）不吃任何寒凉食物，多吃温补气血食物，如阿胶制品、红枣、黑芝麻、核桃、生姜、大蒜、红糖等温补气血、活血的食物。例假期间不要停止吃。

（3）建议每天早晨吃补血早餐。做法：每天早晨将1个鸡蛋，1~2个红枣（去核，不可过多，伤胃）、15个桂圆干，适量去皮生姜，适量红糖，少量水，一起隔水炖，水开后用小火炖20分钟，搅拌均匀即可趁热食用。

（4）去买一个热水袋，每晚睡前用热水敷小腹。例假期间继续热敷。

一个月过去了，她打电话来说这个月的例假没有任何疼痛感，很轻松就度过了。到现在她仍坚持喝老姜红糖水，经常泡脚，痛经已经是她的"过去时"了。

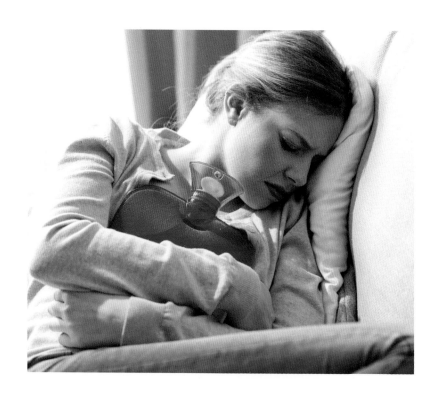

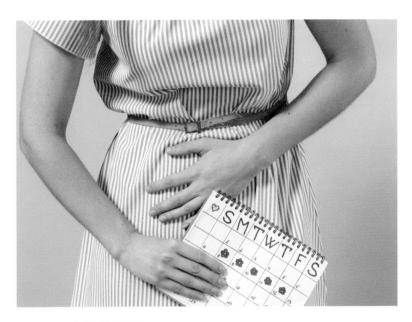

吴贵勋主讲

扫码免费收听
热养生音频课

月经提前

月经提前是指月经周期缩短7天以上，连续3个周期以上。

大多数女性认为只要月经每个月都有来就是正常的，没有注意月经有没有提前这个问题。其实现在的人月经提前大多是因为肝肾之郁，功能失常，导致冲任不固，气血失调，气血俱虚，以血虚为主，而气胜推动经血提前到来。月经先期伴月经过多可进一步发展为崩漏，应及时进行治疗。

我的一位女性朋友，早些年一直说月经提前，我跟她说这个情况还是需要注意调理一下。但她是个做生意的人，比较忙，总说忙完这段时间再好好调理。突然有一天她给我打电话说："这个月的月经提前了十几天，量还很多。我都快站不稳了，赶快救救我。"

我让她把舌像和症状发到我微信上。她舌质淡白，舌苔薄白，自诉精神差，手脚疲倦，小腹坠胀、汗很多、腿脚抽筋。

她这个情况就是月经提前，那要怎么调理呢？"热养生"认为月经提前是以血虚为主，血摄不住气，气相对于血更强，就把血提前推出来了。所以在调理的过程中，以补血为主，来平衡气血，固摄冲任。

我让她按照下面的方式来做。

（1）泡脚。第一周用艾叶连泡5天（500克艾叶分6次），再泡2天清水；第二周以后泡2天艾叶（时间需有间隔，如周二、周五），其余5天泡白开水。每次泡到额头微微出汗为止。来例假时，停止泡脚。

（2）戒除寒凉食物。多吃补血食物，如黑米、黑豆、胡萝卜、樱桃、桂圆、香菇、黑木耳、银耳、核桃、花生、芝麻、大枣、牛肉、羊肉、乌鸡肉、虾、枸杞子、阿胶等。

（3）可根据个人实际情况选择适量的阿胶、红枣、黑芝麻、核桃、桂圆干、葡萄干等补血、补气食物，碾成粉，加入适量的红糖、药酒蒸熟制成膏，泡完5天艾叶后，第6天泡脚前30分钟吃一勺（约16克）效果最佳。月经期间，可以继续吃。

（4）建议每天早晨吃补血早餐。做法：每天早晨将1个鸡蛋，1~2个红枣、15个桂圆干，适量去皮生姜，适量红糖，少量水，一起隔水炖，水开后用小火炖20分钟，搅拌均匀即可趁热食用。

两个月后她告诉我说，月经时间没有再提前了，颜色也正常了。

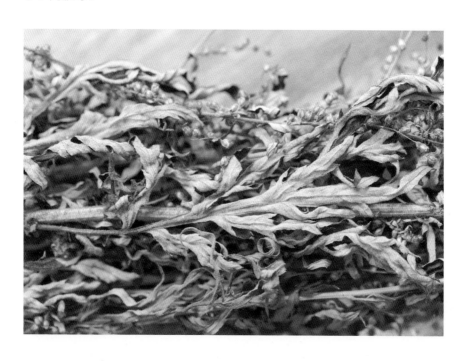

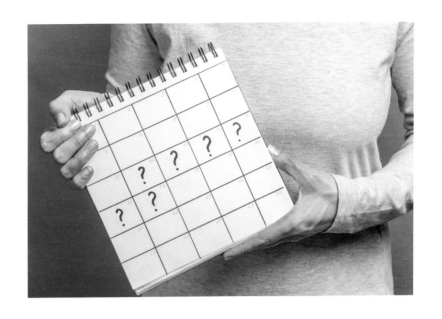

月经延后

月经延后是指月经周期推后7天以上，甚至有的可推迟2~3个月来一次，亦称"经期错后""经迟"。

现在的人月经延后大多是因为肾虚精血亏少，阳气不足，阴寒内盛，脏腑虚寒，气血生化不足，气虚血少，气相对于血来说更少，没有能力把血推出来。

记得有一次做完讲座后，几个女性朋友坐下来咨询我月经病的问题。她们当中半数以上都是月经周期退后10天。她们都有个共同的特点，怕冷、手脚冰凉、小腹冰冷、面色暗淡，稍微累一点呼吸就急促。

我听她们说话像隔着一堵墙。

肾虚精血亏少，导致肾阳不足，人体阳气不足阴寒就会比较旺盛，脏腑会比较虚寒，气血生化不足，则气虚血少，冲任不能按时通盛，血海延迟满溢，因此月经也会推迟来。阳气不足，气血运行差，不充分到达面部，因此脸色就比较暗淡。当寒邪停留在冲任，血流不畅，则寒凝血滞，血海不能按期满溢，月经推迟到来，且经色紫暗；寒气停留在胞宫中，气血运行不畅，则小腹冷通；寒属于阴邪，容易伤害人体的阳气，阳气不足，不能到达外侧，因此就会怕冷，四肢

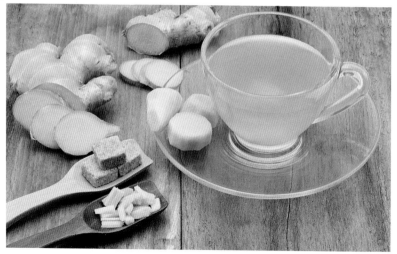

冰冷。

故而月经推后主要是体寒、肾气不足，因此调理方式就是要以温补肾阳为主，补气益血，提高体温，排除寒湿。

我让她们按照下面的方式来调理她们的身体。

（1）泡脚。第一周用艾叶连泡3天（500克艾叶分6次），再泡4天清水，艾叶连泡3天就够了，不可过多因为例假推迟本来就是因为气虚为主，如泡艾叶过多又会泄气；第二周以后泡2天艾叶（时间需有间隔，如周二、周五），其余5天泡白开水。每次泡到额头微微出汗为止。来例假时，不停止泡脚。

（2）在饮食上戒除寒凉食物。多选择吃一些补气的食物，如马铃薯、红薯、栗子、黑豆、胡萝卜、大蒜、大葱、姜、鹿茸等。

（3）可根据个人实际情况，选择适量的阿胶、山药、黑芝麻、核桃、桂圆干、莲子（去心）、枸杞子等补血补气食物，碾成粉，加入适量的红糖、药酒，蒸熟制成膏，泡完艾叶后，第4天起泡脚前30分钟每天吃上一勺（约16克），方便有效。

（4）多喝温开水，每天可以喝约1500毫升的温开水。

一个月以后，她们打电话告诉我说，推迟的时间缩短了，而且也不怕冷了，手脚暖和了，脸色比之前红润了。我叮嘱她们继续坚持调理方案，女性要远离寒凉，尤其是月经期间。

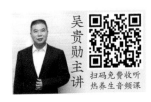

吴贵勋主讲 扫码免费收听 热养生音频课

月经量过多

月经量过多指月经周期正常，经血量较平常明显增多（总量超80毫升）。现在的人月经量过多大多是气血双虚，但血虚更多一些，从而导致气相对过猛，推动经血源源不断。

月经量过多经常伴随着月经提前，因为她们都是因为气血双虚，血虚为主，只是在不同的人身上有不同的表现而已。有些人单纯表现为月经量过多，有些人则表现为月经提前，有些人月经既会提前也会月经量过多。

因此，我们的调养方式既要补血也要补气，但更要突出补血为主。

我们可以用以下方式来调理：

（1）泡脚。第一周用艾叶连泡5天（500克艾叶分6次），再泡2天清水；第二周以后泡2天艾叶（时间需有间隔，如周二、周五），其余5天泡白开水。每次泡到额头微微出汗为止。来例假时，停止泡脚。

（2）戒除寒凉食物。多吃补血补气食物，如乌鸡、牛肉、羊肉、动物肝脏（猪肝最佳）、乌贼(墨鱼)、虾、蛋黄、红糖等。

（3）把适量的阿胶、红枣、黑芝麻、核桃、桂圆干、紫葡萄干、当归等补血、补气食物碾成粉，加入适量的红糖、药酒蒸熟制成膏服用，而这个的补血益气效果就非常好。来例假时，不要停止吃。

（4）建议每天早晨吃补血早餐。做法：每天早晨将1个鸡蛋，5~10个红枣、15个桂圆干，适量去皮生姜，适量红糖，少量水，一起隔水炖，水开后用小火炖20分钟，搅拌均匀即可趁热食用。

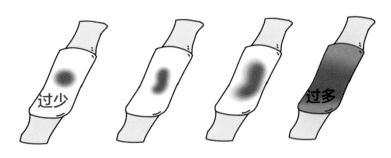

过少　　　　　　　　　　　　　过多

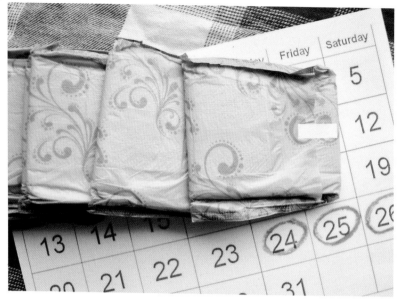

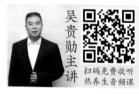

吴贵勋主讲

扫码免费收听
热养生音频课

月经量过少

月经周期基本正常，经量明显减少，甚至点滴即净或经期缩短不足两天，经量亦少者，均称为月经量过少。一般认为经量少于30毫升，即为月经过少，本病常常是闭经或者绝经的前期表现。

经血是人体之阴血，经血的不断耗损，会使女性机体相对容易处于血分不足的状态，加以紧张的工作，快速的生活和不良的生活习惯，使女性的月经不正常。

"热养生"理论认为，现在的人月经量过少，大多因为气血双虚并以气虚为主所致；或寒凝瘀阻，瘀血内停，血行不畅。就像水管里面虽然有水，但是压力不够，开了一会儿就流一点。

月经量过少经常伴随着月经延后出现，是因为气血双虚，气虚为主，只是在不同的人身上有不同的表现而已。有些人单纯表现为月经量过少，有些人则表现为月经延后，有些人月经既会延后也会月经量过少。

月经量过少怎么办？

血是月经的物质基础，气是血脉运行的动力，养血益气是培源。经水出于肾，因此调理治疗的根本在于补肾以填补精气为主，配合改善不良的生活习惯，以排除身体内部的寒湿。

（1）泡脚祛除寒湿。第一周用艾叶连泡3天（500克艾叶分6次），再泡4天清水；第二周以后泡2天艾叶（时间需有间隔，如周二、周五），其余5天泡白开水。每次泡到额头微微出汗为止。来例假时，不要停止泡脚。

（2）每天要喝很多水，能喝到2000毫升温白开水最好。

（3）每天要在阳光底下运动40分钟以上。

（4）戒除寒凉食物。多吃活血补气食物，如马铃薯、红薯、姜、樱桃、荔枝、牛肉、羊肉、鸡肉、鹌鹑、鳜鱼、虾、海参、鸡蛋等。

（5）根据个人实际情况，选择适量的阿胶、山药、黑芝麻、核桃、桂圆干、鹿茸等补血、补气食物，碾成粉加入适量的红糖、药酒蒸熟制成膏，泡脚的第6天起，在泡脚前30分钟吃一勺（约16克），有很好的补气效果。但是来例假时，要停止吃。

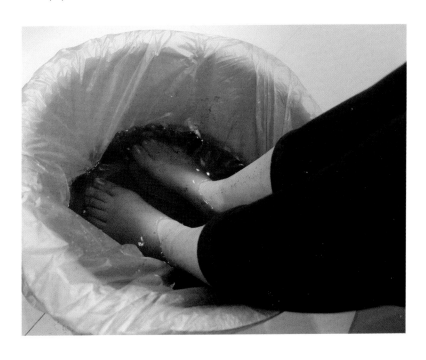

扫码免费收听
热养生音频课

吴贵勋主讲

闭经

闭经是妇科疾病中常见的症状，通常分为原发性闭经和继发性闭经两种。凡年过18岁仍未行经者称为原发性闭经；在月经初潮以后，正常绝经以前的任何时间内（妊娠或哺乳期除外），月经闭止超过3个月者称为继发性闭经。

每个月的那几天，都是女性"麻烦日"，痛经、腹胀、怕冷等经期不适就会出来捣乱。很多女性会想：如果不来月经该多好？可是一旦真的闭经了，许多女性就会更加慌乱。其实，闭经时间越久，子宫就会萎缩得越厉害，对女性的危害就更大。

钟女士是某企业的高管，工作能力超强，在公司的事务也非常繁忙。因为公司准备上市，所以工作压力非常大，本来有些紊乱的月经，竟然连续3个月都不来了，这令她身心备受煎熬。

她来面诊的时候，面色暗黄无光，头发干枯，睡眠饮食很差，手指冰，腰腹冷，舌淡苔白，这些症状表明了身体内寒湿重，气血亏虚，虚寒互结。

在这个生活条件优越的时代，闭经的女性却越来越多，大部分年纪在30~40岁，白领、骨干、精英居多。为什么这种"年未老而经水先断"的现象很多呢？

闭经的原因很多。原发性闭经是因为先天不足导致肝肾不足、气血虚弱，而致血虚精

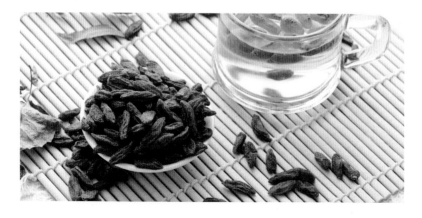

少，血海空虚，没有多余的血形成月经，这种情况目前比较少见。现在常见的闭经大多数是属于各种后天原因导致的继发性闭经。

清代著名的女科大夫傅青主先生认为，女子不来月经与心肝脾之气郁有关。如果心肝脾有一经之郁，则其气不能入肾中，肾之气即郁而不宣，不能化经水而外溢。女性天生多思多虑，情绪易波动，尤其是现在的职场精英女性们与男人一般在职场上叱咤风云，同时扛起家里半边天，身心都承受着很大的压力。忧思则气结，气机不利则血行不畅，甚至凝滞，造成月经不调，甚至闭经。

露腰、露脐的时尚服饰风，以果蔬为主食，夜跑健身，夜作昼息、嗜食生冷、滥用抗生素、工作劳烦、房事不节等等生活状态，都是不断在损伤人体的阳气。阳气受损而易生内寒，同时也为感受外寒创造了机会，久而久之经脉闭阻，导致闭经。

"久坐"这一上班族习以为常的动作，为任脉的不通畅埋下伏笔。"任脉者，起于中极之下，以上毛际，循腹里，上关元，至咽喉，上颐，循面入目。"长期久坐伏案的姿势，使带脉和任脉的经气运行不畅，

不少女子腰腹之间赘肉横生，腰腹地界触之冰冷，按之板结，这就是带脉、任脉不通畅。任脉不畅，血海空虚，无法形成经血就会导致闭经。

那闭经怎么办呢？

闭经的治疗，以通经为目的，遵循"血滞宜通，血枯宜补"的原则。

面对钟女士这种虚寒互结的情况，"热养生"调理的方式是先驱寒温通，然后补益气血，恢复本元。具体的来说就是要做到以下几点。

（1）泡脚。第一周用艾叶连泡5天（500克艾叶分6次），再泡2天清水；第二周以后泡2天艾叶（时间需要有间隔，如周二、周五），其余5天泡清水。每次泡到额头微微出汗为止。

（2）戒除寒凉食物。多吃补血补气、活血化淤的食物，如红枣、牛肉、鳜鱼、虾等。

（3）可根据个人实际情况，选择适量的阿胶、山药、黑芝麻、核桃、桂圆干、莲子（去心）、芡实等补血、补气食物，碾成粉，加入适量的红糖、药酒蒸熟制成膏，第6天起泡脚前30分钟服用。

（4）建议吃补血早餐，做补血早餐时可再加入少量枸杞子。

崩漏

女性不在月经期间，阴道突然大量出血，或淋漓下血不断者，称为"崩漏"，前者称为"崩中"，后者称为"漏下"。若经期延长达2周以上者，也在崩漏范畴，称为"经崩"或"经漏"。

一般突然出血，来势急，血量多的叫"崩"；淋漓下血，来势缓，血量少的叫"漏"。"崩"与"漏"的出血情况虽不相同，但是在疾病发展过程中常相互转化，如血崩日久，气血耗伤，可变成漏；久漏不止，病势日进，也能成崩，所以临床上常常崩漏并称。正如《济生方》说："崩漏之病，本乎一证，轻者谓之漏下，重者谓之崩中。"本病属常见病，常因崩与漏交

替，因果相干，致使病变缠绵难愈，成为妇科的疑难重症。

简单来说崩漏就是异常出血。异常出血在中医认为是"气不摄血""封藏不固"等导致血离其腑所至，所以崩漏也不例外。

崩漏是因为肾—天葵（月经）—冲任—胞宫（子宫）的严重失调，冲任受损，气血亏损，不能制约经血。

崩漏怎么办？

（1）早上可以做个补血早餐：将1个鸡蛋，1~2个红枣（不可过多，伤胃）、15个桂圆干、些许老姜、红糖，少量水，一起隔水炖，水开后用小火炖20分钟，搅拌均匀即可食用。

（2）用适量的阿胶加红枣、

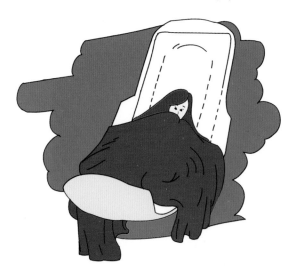

黑芝麻、核桃等补血食物，碾成粉，加入适量的红糖、药酒蒸熟制成膏服用，每天空腹服用2次。

（3）戒除寒凉食物，多吃补血、补气食物，如糯米、黑米、黑豆、胡萝卜、樱桃、桂圆、香菇、黑木耳、银耳、花生、牛肉、羊肉、乌鸡肉、虾、枸杞子等。

（4）等经期结束后才可以泡脚，每周泡2天艾叶（时间需要有间隔，如周二、周五），其余5天泡清水。每次泡到额头微微出汗为止。来例假时，就停止泡脚。

我的一位艺术家朋友，从去年5月份开始头晕头痛，来例假时只要一起床到卫生间，一路都是血。颜色到后面都非常淡了还是止不住，每次来例假都要晕倒。我给她看诊的时候，就让她按照我的方案来，提醒她一定要注意食材的选择，要选最好的。每天服用2次，经期也继续吃，饮食同样也要配合调理。经调理后来例假时，她就告诉我说这次好多了。

大家可能已经发现了，我在调理女性各类疾病时，都会使用到阿胶。阿胶在我国已经传承3000多年，与人参、鹿茸并称"滋补三宝"。阿胶被最早的医药经典《神农本草经》列为滋补上品，《本草纲目》称其为补血圣药。阿胶性平味甘，入脾、肺、肝、肾经，具有补血止血、滋阴润燥等功效，药食两用。药用历史已有千年，主治血虚萎黄，眩晕心悸，肌痿无力，心烦不眠，虚风内动，肺燥咳嗽，痨咳咯血，吐血尿血，便血崩漏，妊娠胎漏。长期服用可补血养血、美白养颜、抗衰老、抗疲劳、提高免疫力，适用人群广泛，老少皆宜。

现代科学研究表明：纯阿胶的氨基酸和蛋白质含量很高，它含有18种人体必需氨基酸（其中有8种不能自身合成）和20多种微量元素，均为人体血液生成及新陈代谢所需的原料。

这里我要特别指出的是，我们在选择阿胶时一定要注意选择纯阿胶或者纯阿胶为主要材料做的阿胶膏。现在药品市场有少数不法药贩为谋取利益，常用假阿胶出售。伪品阿胶则是利用旧杂皮、烂皮、动物碎骨等熬制而成的杂皮胶，这些伪劣品不但无益，还会危害健康。

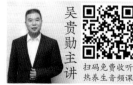

吴贵勋主讲

扫码免费收听
热养生音频课

第二节
温暖子宫，让寒凉不要停"瘤"

女性从12~14岁月经初潮开始，到结婚生子，到更年期，乃至一生，与子宫都有着密不可分的关系。

子宫是生命的摇篮。权威研究表明，女性一生中如果有一次完整的孕育过程，能够增加10年的免疫力，而这10年的免疫力，主要针对的是妇科肿瘤。所以女性从青春少女开始直至晚年，都要保护好自己的子宫。

但大多数女性并没有意识到这一点，没能好好保护自己的子宫。或夏天贪凉吃雪糕、喝冷饮、吹空调；或喜吃海鲜，大鱼大肉；或生活习惯不好，头发没干就躺着等。所以，越来越多的女性月经不规律、痛经，还有的得了子宫肌瘤。

子宫肌瘤是因饮食不当、情志不舒、滥用药物等导致痰瘀阻滞、肝郁气滞令冲任失调而引起的。

子宫肌瘤的发病率很高，为20%~25%，但其中99.5%左右都是良性的。子宫肌瘤多见于30~50岁妇女，发病率约为30%，30岁以下少见，20岁以下极少见，以40~50岁发生率最高，占51.2%~60.9%。因为大多肌瘤数目不多，体积不大，无伴随月经不调或其他表象

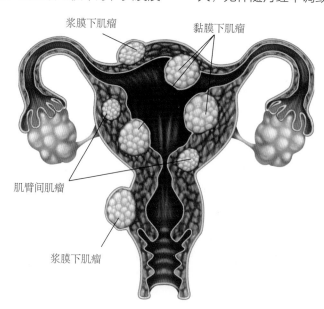

浆膜下肌瘤

黏膜下肌瘤

肌臂间肌瘤

浆膜下肌瘤

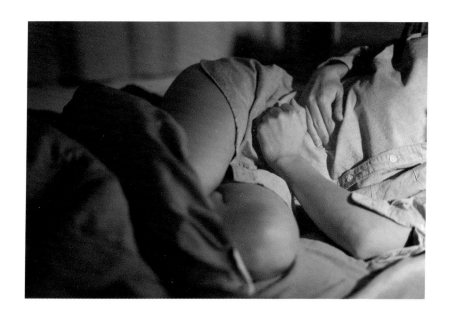

症状，容易被人们所忽略。

子宫肌瘤有哪些症状？

(1) 腹部肿块：腹部胀大，下腹扪及肿物，伴有下坠感。

(2) 疼痛：一般患者无腹痛，常有下腹坠胀、腰背酸痛等，当浆膜下肌瘤蒂扭转时，可出现急性腹痛，当肌瘤红色变性时，腹痛剧烈且伴有发热。

(3) 月经改变：为最常见的症状，表现为月经周期缩短、经量增多、经期延长、不规则阴道流血等。

(4) 白带增多：白带增多，有时产生大量脓血性排液，或有腐肉样组织排出，伴臭味。

(5) 压迫症状：肌瘤向前或向后生长，可压迫膀胱、尿道或直肠，引起尿频、排尿困难、尿潴留或便秘。当肌瘤向两侧生长，则形成阔韧带肌瘤，其压迫输尿管时，可引起输尿管或肾盂积水；如压迫盆腔血管及淋巴管，可引起下肢水肿。

(6) 晚期患者可有消瘦、贫血、发热、全身衰竭、盆腔包块浸润盆壁，固定不能活动等。

其中月经过多与继发贫血是子宫肌瘤的典型症状。如果连续几个月月经量都过多，那就需要考虑一下是否存在子宫肌瘤。明显的月经量变大可能是某种身体疾病的暗号，需要引起重视！

21岁的小周是大二的学生，初次见她时形体瘦弱，颜面、嘴唇发白，下眼睑也没有红血丝，

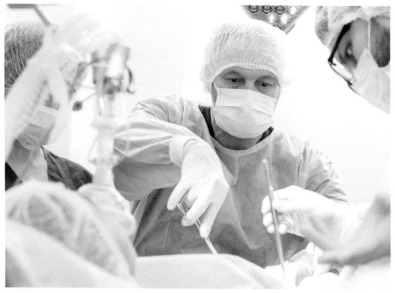

整个人都无精打采。体检报告显示血红蛋白：88克/升,属于中度贫血（正常女性的血红蛋白值应为110克/升）；子宫肌瘤，41毫米×34毫米。

她自述："连续半年每次来例假月经量都很大，一天要换7片，每片都是湿透的。经常头晕目眩、蹲下站起，眼前都黑了，有一次还因此摔倒了。"我问她例假期间出血多怎么拖了半年才治疗？小周说："一直以为来例假是子宫在排毒，然后想着，来这么多月经肯定是子宫的毒太多了，应该让它尽情地排。"

小周就是月经量过多，同时发现有子宫肌瘤存在。

有的患者会发现，辛辛苦苦做完手术，没过几年，肌瘤又长出来了，什么原因呢？为什么子宫肌瘤容易复发？

西医认为，子宫肌瘤是女性生殖器最常见的一种肿瘤。虽然病因很多，但都指向同一种东西——雌激素，是雌激素的紊乱导致了子宫肌瘤。而雌激素紊乱最重要的一个表现就是月经不调，如月经提前、闭经推后等。激素紊乱的时间长了会刺激子宫，最终导致子宫肌瘤。

从中医的角度看，子宫肌瘤被称为"石瘕"，是女子寒瘀留积滞胞宫所致瘕块。《灵枢·水胀》中说："石瘕生于胞中，寒气客于子门，子门闭塞，气不得通，恶血当泻不泻，杯以留止，日以益大，状如怀子，月事不以时下，皆生于女子，可导而下。"

所以，中医认为子宫肌瘤多因经期或产后胞宫空虚或伤于风冷；或情志内伤，脏腑失和，气血不调，气滞血瘀所致。

结合中西医的看法，我认为长期疲劳，烦恼过多导致的肝郁气滞；或是吃寒性食品导致的体寒，肾阳受损，肾气不足；或是饮食过于油腻导致痰瘀阻滞；或是生活习惯不好，或居住在潮寒之地，导致湿邪、寒邪入侵所导致的肝、肾、脾的损伤，功能失常；或

者长期用避孕药、食用高激素污染的食物、盲目减肥、乱吃保健品等。这些都会令女性冲任失调，气血不畅，导致激素分泌紊乱，月经不调，进而产生了子宫肌瘤。

所以，气血失调才是最根本的病因，治疗应以调理血气为上策。

子宫肌瘤不进行手术该怎么治疗呢（育龄期或者未婚女性，一般建议大小在直径50毫米以上才需要手术治疗，但是如果是多发性的，直径30毫米以上建议手术治疗）？

（1）泡脚：第一周用艾叶连泡5天（500克艾叶分6次），

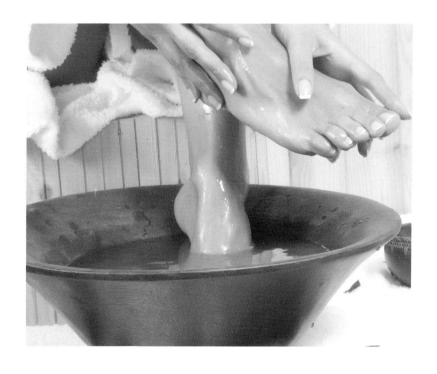

再泡2天清水；第二周、第三周、第四周隔天用艾叶水泡脚；第五周以后开始泡两2天艾叶（时间需有间隔，如周二、周五），其余5天泡白开水。每次泡到额头微微出汗为止。来例假时，停止泡脚。

（2）戒除寒凉食物，如空心菜、茭白、苦瓜、西葫芦（茭瓜、白瓜）、秋葵、木耳菜（落葵）、蕨菜、马齿苋、梨、香蕉、芭蕉、西瓜、甜瓜（香瓜）、哈密瓜、柚子、柑、猕猴桃、奇异果、柿子、桑椹、甘蔗、释迦（番荔枝）、杨桃、金针菇、草菇、桑黄、海带、紫菜、发菜、莼菜、石花菜（加工制品为"石花冻"）、猪脑、猪髓、猪小肚、猪胆、猪皮、马肉、鸭血、鳢鱼（黑鱼）、章鱼、蛤蜊（花蛤、文蛤、油蛤、血蛤等）、田螺、海螺、泥螺、螺蛳、蛏子（蟶蛏、竹蛏等）、蚬、蚌、螃蟹（膏蟹、花蟹等）、冰淇淋、食盐、酱油（生抽、老抽）、面酱、豆酱、豆豉、牡丹花、红巧梅、栀子花、勿忘我、甜叶菊、牛蒡、番泻叶、金银花、人参花、芦荟叶、薄荷、绞股蓝、百合花、淡竹叶、莲子心等。

（3）泡完5天艾叶后，可根据个人实际情况选择适量的阿胶、红枣、黑芝麻、核桃、桂圆干、紫葡萄干、当归、枸杞子等补血补气食物，碾成粉，加入适量的红糖、药酒蒸熟制成膏，在泡脚前30分钟服用最佳。

来例假时，也要继续吃。

（4）建议吃补血早餐补血。每天早晨1个鸡蛋，红枣1~2个（不可过多，伤胃）、15个桂圆干、些许老姜、红糖，加少量水，隔水炖，水开后小火炖20分钟，搅拌均匀即可食用。

（5）理疗。前期改善贫血症状后，再配合中药离子导入理疗活血化瘀，消除子宫肌瘤。用中药离子导入法将活血化瘀的中药理疗油导入腰腹部，促进血液循环和新陈代谢，疏通经络，调节女性生殖系统。

（6）每晚用热水袋敷肚子，例假期间也要敷，起到温经活络的效果。

我建议子宫肌瘤患者日常要注意以下事项：

（1）忌食辣椒、麻椒、生葱、生蒜、白酒等刺激性食物及饮料。

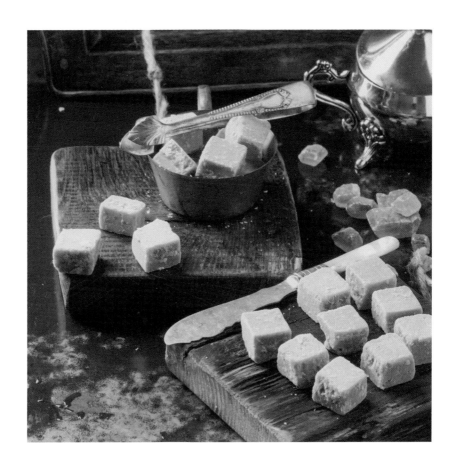

（2）保持外阴清洁、干燥、内裤宜宽大。避免再次怀孕。如果月经量过多，要多吃富含铁质的食物，以防缺铁性贫血。

（3）定期检查身体，发现并及早治疗子宫肌瘤。

（4）切勿滥用激素类药物。

（5）避免使用含雌激素化妆品。因为这类化妆品属于外源性激素，会对子宫、子宫内膜、乳腺等造成刺激，导致患者内分泌失调，诱发肌瘤或使原有肌瘤增大、变性。

上面说到的小周按照以上的调理方案，坚持了6个月。复查血红蛋白上升至100克/升；超声检查，子宫肌瘤也不再增长！

子宫肌瘤并不可怕，因为它是良性的肿瘤，但若是没有重视起来并且好好调理，肌瘤会越来越多，越来越大，甚至可能导致女性不孕、流产、尿频、排尿障碍等危害，甚至有癌变的可能。所以说子宫肌瘤是危害女性健康的一大凶手，应用正确的方式防治。

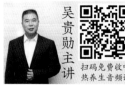

吴贵勋主讲

扫码免费收听
热养生音频课

第三节
舒畅情志，化解身心郁"结"

气不畅而生郁，郁而生"结"，结就是包块、肿瘤。

甲状腺结节是一种常见病，特别是在中年女性中较常多见。临床上有多种甲状腺疾病，如甲状腺退行性变、炎症、自身免疫以及新生物等都可以表现为结节。虽然平时没有什么症状，或者稍有不适，但甲状腺结节有癌变的可能，不容忽视。

乳腺结节也是一种常见的乳腺疾病，通常情况下，都是因为乳腺里有增生，而没有得到及时的治疗所致，通常表现为乳房肿块以及疼痛，同样可能发生癌变，要引起重视。

大家一定会奇怪，为什么将这两种病放在一起说？

因为它们的病因是相似的！

甲状腺结节与情志内伤、饮食不当或居住于潮湿寒冷的地方有密切关系。长期愤郁恼怒或忧思郁虑，使气机郁滞，肝气失于调达，津液不能归正化而凝聚成痰。

而这些会直接导致两个后果：一则影响脾胃功能，脾失健运，聚湿生痰；二则导致肝郁气滞，影响气血的正常运行，痰气淤结聚颈前则发为瘿，即甲状腺结节。

乳腺结节在中医学中被称为"乳癖"，如今有种药叫乳癖消，许多人有乳腺问题时就会服用这种药。乳癖以乳房疼痛及乳房肿块为主症，二者均为血瘀证特征性表现。

乳癖与平素情志有关。女子以肝为先天，肝藏血、主疏泄。平素情志

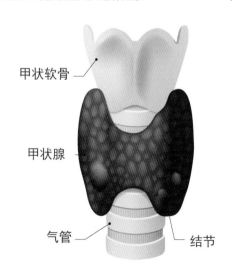

甲状软骨

甲状腺

气管 结节

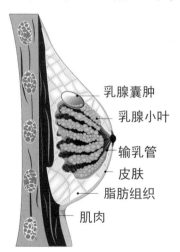

乳腺囊肿
乳腺小叶
输乳管
皮肤
脂肪组织
肌肉

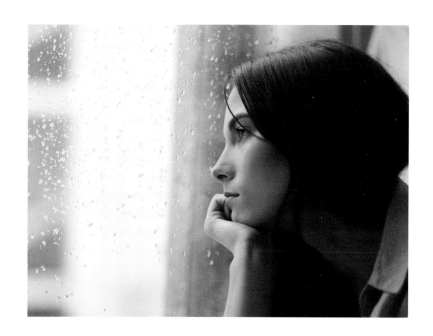

抑郁，肝气郁滞不舒，气血不畅，蕴结于乳房胃络，乳络经脉阻塞不通，不通则痛，从而引起乳房疼痛；肝气横逆犯胃，脾失健运，痰浊内生，气滞血瘀挟痰结聚为核，循经留聚乳中，故乳中结块。

此外，肝肾不足、冲任失调也是引起乳癖的重要原因。

具体来说，这两个病的主要病因如下。

(1) 由于长期情志抑郁或恼怒，使肝郁气滞，肝气的运行受到了影响。"气为血之帅"，气的运行受损，那么气对血的推动作用也下降了，就造成了体内气滞血瘀的结果，这是此两病的前提。

(2) 气血不畅，反过来影响了五脏六腑的功能，特别是脾脏的运化功能也受到影响，使痰浊内生，易于积聚。

(3) 长期进食寒性食品会使体质虚寒，损伤肾阳，导致气机瘀滞。而运动量少，饮食不规律，暴饮暴食，吃大鱼大肉等，易使身体阴盛阳虚，湿邪内郁。

(4) 居住在过于潮湿、寒气重的地方，易使湿邪、寒邪入侵体内，损伤肾气。肾气不足，同样会导致气血不畅，加重病情。

总的来说，气滞血瘀是这两种病的根本原因，所以要解决这两个病，就要从这个关键点出发。

中医认为，人气血的旺盛程度与头部毛发的浓密程度相关。男性的气、血总体而言比女性要强一些、旺一些。女性每月会有例假，容易气血不足，男性没有这个烦恼。男性气血的旺盛程度与胡子的浓密程度关系密切。胡子稀疏的男性，往往气血不足。

阳气有推动和向上的趋势，女性中气血旺者，就可以把她积在乳腺上的痰浊、水湿运化掉，若是再旺一些，身上的痰湿、邪湿都可以从三焦传输于全身，进而通过肾和膀胱排出体外。一般说来，女性气血比较不足，身体偏凉时，因为气虚推动运化无力，会让水湿、痰浊淤积在乳房中，气虚无力则气郁，这类女性会比较多顾虑，也容易多愁善感，患精神类疾病的可能性更高。

身体偏阴、阴阳失衡的女性，阴成形，就容易在体内形成结节；若是阳气较旺，则升华了、散开了。

针对这种类型的患者，在问诊时我一般都有以下几点要求。

一是戒除一切寒凉食物，让身体不再阴下去。

二是泡脚，每晚10点前用热水泡脚，也可用艾叶水泡脚，但一星期最好不超过2次艾叶水泡脚。促进血液流通。

三是多喝温开水，减轻痰湿。

四是每天在阳光下走路，并且边走边听着快乐的音乐、哼着小调。

五是采用刮的方式，就是在泡脚时，用艾叶、生姜、土豆这种消炎、活血化瘀的东西在乳房、结节或是颈部上刮。

方法：左手提起乳头，右手用去皮土豆片从乳头开始向边上呈放射状地刮擦，一下一下地，每个地方都要刮到。一片土豆刮10余下再换一片，每次20分钟，每天2~3次。可以今天使用土豆片，明天用艾叶，后天用去皮生姜，这样交替。刮脖子时，由上至下刮。

六是多吃补气补血的食物，但必须以补气为主，如黑米、马铃薯、栗子、大豆、韭菜、胡萝卜、大蒜、大葱、姜、樱桃、荔枝、桂圆、香菇、木耳、花生、松子、莲子（去心）、芡实、大枣、牛肉、羊肉、鸡肉、鹌鹑、鳜鱼、鳝鱼、泥鳅、鲈鱼、虾、海参、鲫鱼、鲤鱼、鲢鱼、黄鱼、比目鱼、鸡蛋、枸杞子、鹿茸。

七是可根据个人实际情况选

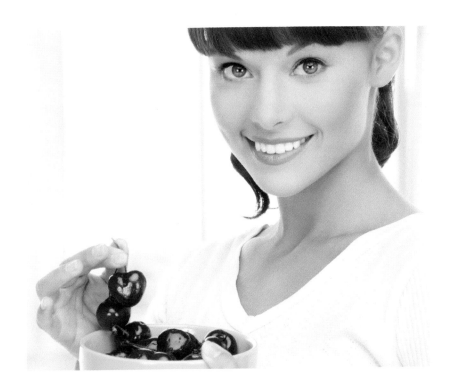

择适量的阿胶、山药、黑芝麻、核桃、桂圆干、莲子（去心）等补血补气食物，碾成粉，加入适量的红糖、药酒蒸熟制成膏，在泡脚前30分钟服用最佳。

按以上热养生方法，坚持一到两个月再去复查一下。如果有效果就继续做下去，如果没有效果，再去医院动手术也不迟。

有个乳房长了包块的上海患者去医院检查，医生怀疑是乳腺癌，建议做手术切除。她不愿意动手术，尝试了各种办法，忍受了很多痛苦。找我看病的时候，她的思想压力特别大，情绪十分低落，她知道自己脾气不好，但是她控制不住。我和她聊了聊她具体的情况，告诉她这个病不可怕，可以调理好，而且特别给她强调了要保持好的心态，善待家人朋友，把精力都放到做公益事业上去。

她很认真听了我的话，坚持按上面的几点去做，并改变了自己爱生气的性格，开始跟我一起体验热养生，也经常参加公益活动，做一些力所能及的善事。过了一年去医院检查，发现包块明显缩小，不用动手术了。

第四节
补气养血，好"孕"自然来

生产包括社会生产和人类自身的生产，社会生产已经日新月异，但是人类自身的生产却出现了问题，一些夫妇生不出孩子。

不孕不育是临床常见的病证，其发病率约占到育龄妇女的10%。旧社会的观念认为，不能生育，就是女方的问题。而随着医学技术的提高，人们渐渐地明白了，有生育问题的不仅仅是女方，夫妻双方都可能存在问题。因为涉及男女双方，由女方原因引起的不孕，称为女性不孕；而由男方原因引起的，称为男性不育。

我们先来说说女性的不孕问题。

"不孕"在医学的定义：一年未采取任何避孕措施，性生活正常而没有成功妊娠。

人类的受孕是一个复杂的生理过程，它必须具备以下条件。

（1）女方卵巢排出正常的卵子。

（2）男方精液正常并含有正常的精子。

（3）卵子和精子能够在输卵管内相遇并结合成为受精卵，受精卵不断分裂并顺利到达子宫。

（4）子宫内膜厚度为0.8~1.0厘米是最易怀孕的。

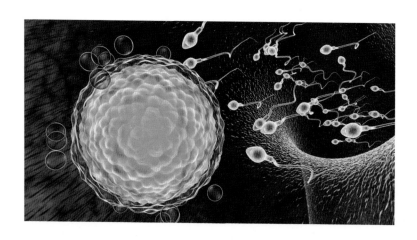

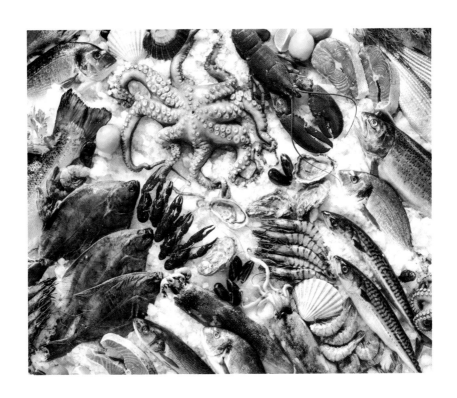

过薄和过厚都不适于怀孕。

以上任何一个条件不具备，都会妨碍到受孕，导致不孕。所以，与女性有关的怀孕条件就是卵巢能正常排卵，输卵管要通畅，子宫内膜要够厚，整个过程，缺一不可。

现在很多女性有诸多的不良生活方式如：

（1）夏天天气酷热，很多女性喜欢待在室内，穿着清凉，吹着空调。而冬天为了美观，穿短裙丝袜。在不知不觉中寒气入体，寒邪入侵。

（2）冷食过多，喜食海鲜。

现在的年轻人，不仅夏天喜欢喝冷饮，吃雪糕，甚至冬天也是如此。女性体质本就属阴，不可以贪凉。这些寒凉食物进入体内，消耗了阳气，导致寒邪内生。

（3）饮食不节制。大部分人管不住嘴，吃进去的东西太多，太油腻，加上寒邪导致的脾胃虚寒，运化食物的功能也受到影响，脾胃运化食物的能力不足，吃进去的东西大部分变成脂肪堆积在体内，身体越来越胖。脂肪过多，也会影响输卵管的畅通，导致输卵管堵塞。

（4）快速减肥。许多女性为

了身材苗条，采取了大量节食、过量运动、吃药等方式来达到快速减肥的目的。这样做，是把体内许多的水和脂肪快速排出。但这在中医看来，是身体在短时间内失去了大量的能量，给寒邪的侵入加大了机会。

因此，除了天生体寒的女性以外，不孕症患者最主要的病因就是寒邪入侵，造成气血不调。具体来说有以下几种情况。

（1）气血不调，导致输卵管粘连不通，甚至堵塞。

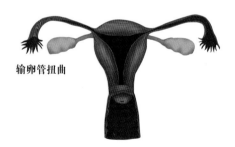

输卵管粘连

（2）气虚、血虚、脾虚、肾虚，四虚并合引起输卵管蠕动功能低下，导致输卵管扭曲、不通或通而不畅。

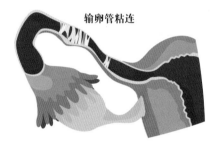

输卵管扭曲

（3）气血不调引起的炎症，导致输卵管不通。卵子就无法通过输卵管到达子宫。炎症就像一堵墙，精子在这头，而卵子在那头，日日思君不见君。

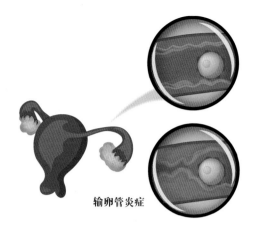

输卵管炎症

（4）因身体过胖，脂肪过多，气血不调，湿热相阻，肺、脾、肾功能蒸化不完全，导致输卵管受脂肪、肌瘤、囊肿挤压堵塞输卵管。

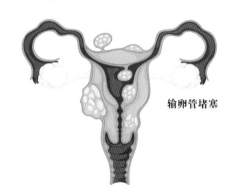

输卵管堵塞

（5）肝肾功能失常，冲任气血失调，导致月经不调甚至闭经，卵巢不能正常排卵。没有了卵子，精子找谁去结合，后面的过程怎么进行下去呢？

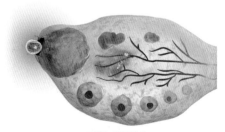

不能正常排卵

（6）元气亏虚，瘀血阻络，导致输卵管堵塞。

（7）健康的种子只有在肥沃的土壤、适宜的温度下才能生根发芽。当肾阳亏损，气血两虚而致宫寒，血到不了子宫，营养就不够充足，子宫内膜的厚度就无法达到8毫米以上。受精卵到了子宫就像进了冰箱一样的冷宫，能待得住吗？

那么，女性有这些不孕症状该怎么办呢？

（1）戒除寒凉，多吃温补食品。平时不吃生冷、寒凉的食物，多吃些温热的食物，如红枣、核桃、生姜、大蒜等。也可根据个人实际情况，选择适量的阿胶、红枣、黑芝麻、核桃、桂圆干、红皮花生等补血补气食物，碾成粉，加入适量的红糖、药酒蒸熟制成膏服用，能有效驱寒暖宫，补血补气，改善子宫内环境，促进子宫调理到健康状态，保胎安胎等功效。

（2）注重保暖，特别是下半身，防止外邪入侵。

（3）"动则生阳"，体质寒的人可采取快步走的方式，尤其是在卵石路上行走，能刺激足底的经络和穴位，可以疏通经脉，促进血液循环，使全身温暖。

（4）泡脚。每天晚上用热水泡脚30分钟左右，直至出汗即止。泡脚可以很好地祛除体内的寒邪。

（5）可以用中药离子导入法将活血化瘀的药导入输卵管，解决输卵管的粘连。

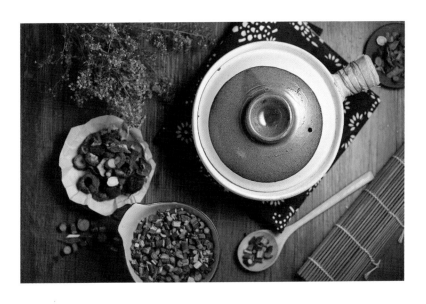

调理方案不难，重要的是能不能坚持。2016年，有个姓林的女士想生二胎，但是因为胞宫寒凉，受精卵不易着床发育，备孕一年多无果。坚持热养生仅仅一个多月，她就成功怀上了，效果立竿见影。林女士大喜，立刻介绍结婚两年却还在苦苦备孕的弟媳过来调理，弟媳紧跟着林女士，调理2个月就怀上了宝宝！现今，她俩一儿一女，刚好凑成了个"好"字！

男人不育在我们生活当中越来越常见，男人一旦有了这个毛病就不光是生理的问题了，还会给心理造成极大的伤害。所以我们应该要了解一下男人不育的病因和预防调理的方法。

中医认为，肾为先天之本，寓元阴元阳。先天之本是指人的立身之本，"人始生，先成精"，而肾藏精，故肾为先天之本。

肾是生命之根，主骨生髓，养脑益智，生发聪耳。如果把人比做一棵大树，那么肾就是树根，根深方能叶茂。若树根坏了，那么树叶也就枯黄了。

所以肾气旺盛，人就会精力充沛，耳聪目明，身体强健。肾气一旦衰弱，则精神萎靡，智昏耳聋，未老先衰。

而作为男人，肾尤其重要。因为肾主藏精，所谓藏肾精，是人体生长发育、防卫病邪的物质基础。肾寄藏命门之火，为蕴藏元阴、元阳之所。

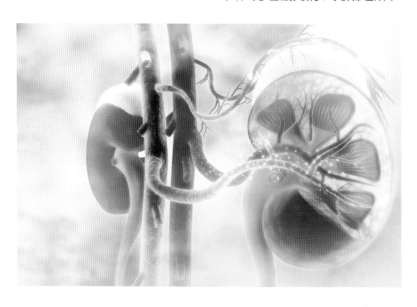

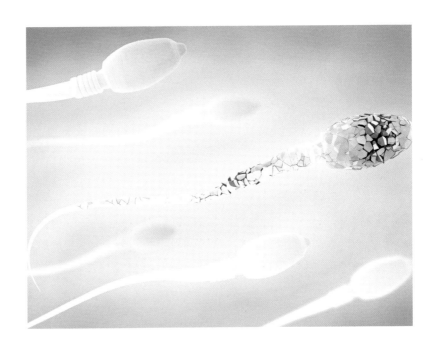

若是男性肾不好，不仅体力、精力大大衰减，更可能会影响生育能力，导致不育！

中医古籍《辨证录》曾记载："凡男子不能生育有六病，六病何谓?一精寒、二气衰、三痰多、四相火盛、五精稀少、六气郁。"

精寒，顾名思义，是精液温度低，有的甚至"冷如冰铁"，难以使女方受孕。许多男性朋友喜欢吃海鲜喝啤酒，或是受寒，或是饮食不注意，误吃了许多寒凉的食物。寒邪入侵，损伤肾阳，气血不畅，致使下焦虚寒，命门火衰，下体冰冷。精子待在一个寒冷的地方久了，出来的时候状态怎么可能会好。

气衰，指的是脏腑功能不强，气机受损，尤其指肾气不足，肾气衰则血衰，肾脏滋养不够，加上肾精产生的内在动力不足，产生的精子数量减少，影响生育。

痰多，与脾脏、肺脏有关。中医认为"脾为生痰之源，肺为贮痰之器""脾为气血生化之源"。若长期大鱼大肉，饮食油腻，再加上所处环境湿气重，或是生活习惯不好，使痰湿蕴郁脾胃，必定导致真气不足，精气亏耗，气血两虚，同样影响生育。

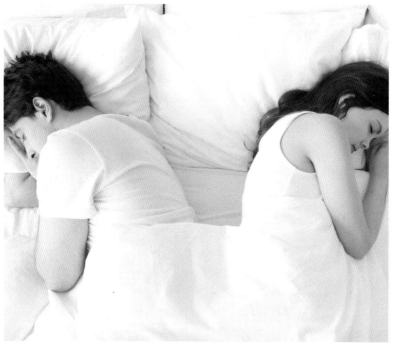

相火盛，乃指肾阴亏损，失于滋养，虚热内生所表现的症候，中医临床称为肾阴虚证。多由久病耗伤，或禀赋不足，或房劳过度，或过服温燥劫阴之品所致。肾阴亏损，虚火亢盛，则使命门火旺，出现火迫精泄的病变。表现为性欲太过、遗精、早泄等，影响男性生育。

精稀少，在中国古代医籍

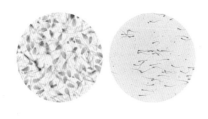

《诸病源候论·虚劳病诸候》中称为虚劳精少，由于先天不足，或房事不节，劳心过度，以致耗损精气。性交时泄精少，甚至只有一二滴，影响生育。

气郁，是由于情志郁结，肝气不舒所致，气郁可导致血瘀，造成阳痿、不射精等问题，从而致不育。

上面这六种病，大多不是单个出现，而是同时出现并相互影响。最主要的就是肾虚有阴虚和阳虚之分，无论是阴虚还是阳虚，都是肾虚，都需要补肾。

男人，只有肾好了，肾气充足，气血旺盛，才能身体强健，精力充沛，夫妻生活和谐，家庭幸福美满！

具体的来说，就是要做到以下几点。

（1）戒除寒凉，少喝啤酒。可选择多坐浴。

（2）坚持泡脚，可根据个人实际情况，选择适量的阿胶、山药、黑芝麻、核桃、枸杞等补血补气食物，碾成粉，加入适量的红糖、药酒蒸熟制成膏在泡脚前30分钟服用。

（3）少吃肉，肉生痰湿。

（4）避免房劳过度。将精力分散到健康积极的娱乐项目中。

（5）运动。多选择集体运动项目，如打篮球、踢足球。

（6）少熬夜。太阳下山后鸟儿都要归巢了，整个大地喧闹了一天后都要慢慢进入休息状态。男人一天忙到晚，晚上还不睡，何时才能养精蓄锐？

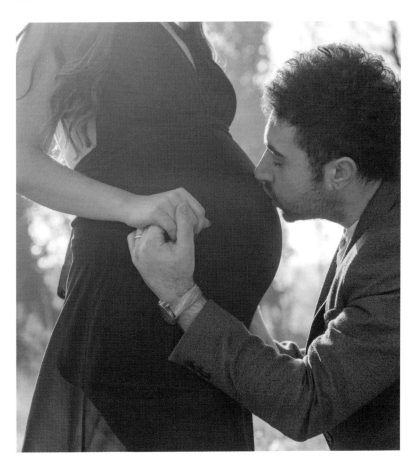

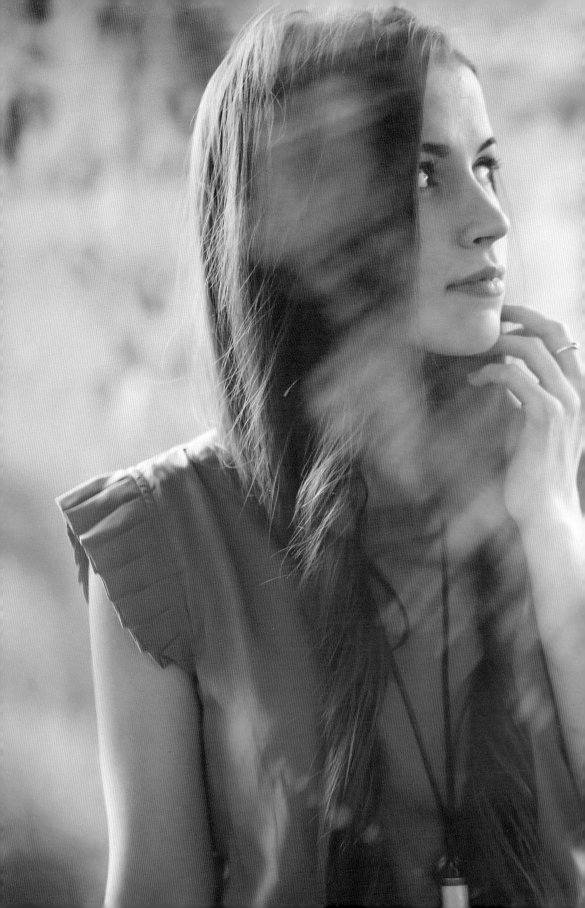

第五章

拒绝寒凉，健康的女人才幸福

寒凉会导致气血瘀滞，使身体处于亚健康的状态。幸福的生活需要健康的体魄作为基础，让我们拒绝寒凉，让身心一起『暖』起来！

吴贵勋主讲 扫码免费收看热养生视频课

第一节
治感冒最好的办法是不让病毒留在体内

感冒病毒无处不在，杀是杀不完的，我们只有改变自己的内环境，让病毒不爱在我们体内居住。

感冒的滋味很不好受，头痛、鼻塞、鼻涕……往往生病了才知道健康的好处，这里教大家几招不用吃药也不用打针防治感冒的方法，轻松应对感冒！

首先要知道防治感冒的原理，现在大部分人以为是病毒进入我们体内，才造成感冒，就一味地杀菌灭毒，常导致两败俱伤。但防治感冒最好的办法是增强自身正气——打喷嚏、泡脚、喝老姜红糖水，提高免疫力，把病毒赶出体外。

中医理论指出："正气存内，邪不可干；邪之所凑，其气必虚。"

正气，主要指人体对外界环境的适应能力、抗邪能力、康复能力。"正气存内，邪不可干"，出自《素问遗篇·刺法论》，意思是体内存在旺盛的正气，邪气就不容易侵犯。《素问·评热病论》说"邪之所凑，其气必虚"，意思就是邪气之所以侵犯我们的身体，必定是由于正气虚弱。

这两句话就是从正反两方面来说明同一个问题，即人体的正气强，人就不易得病；人体的正气弱，人就容易得病。

就如寒冷的冬季，有些人反反复复感冒，但是有些人一次也没感冒过；同样，相较于青壮年，老人和小孩感冒的次数也会比较多。这都是因为人体正气不足，免疫力低，让细菌、病毒等外来病邪有机可乘。那如何提高我们人体的抵抗力，防治感冒呢？

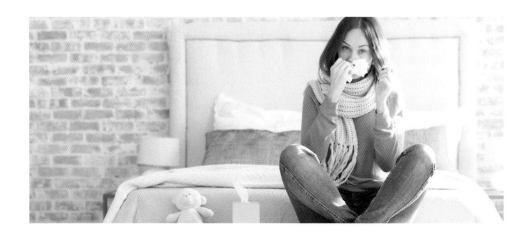

五个预防感冒的小妙招

1. 艾叶水漱口

每日早晚用艾叶水漱口，可以清除口腔的病菌，在流感肆虐的季节，这个做法特别有用。漱口时最好是冲洗到咽喉部。

2. 按摩鼻沟

具体做法是：双手对搓，掌心热后按摩鼻沟迎香穴的位置10余次。可以预防感冒和减轻鼻塞症状。

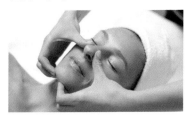

3. 多吃红色温补食物

多吃红色温补食物，比如红辣椒、胡萝卜、山楂、洋葱等。它们含有丰富的β-胡萝卜素，可增强巨噬细胞的活力，起到抵御感冒的作用。

4. 搓手

搓手的一个好处就是可以促进血液循环，疏通经脉，增强上

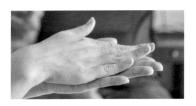

呼吸道抵御感冒的免疫功能。

5. 泡脚

每天晚上泡脚30分钟左右，每周可以有两次加入艾叶来泡，加强温经散寒的效果。泡脚时注意水要没过脚面，一直泡到额头微微出汗即可。

如果不幸得了感冒，那也不要着急。学会以下4个解决感冒妙招，初期感冒很快就会治愈。

（1）艾叶水泡脚，泡到大汗淋漓，提高人体温度。当我们的机体的温度下降，免疫力下降时，身体的环境温度适合病毒生存，不能阻挡病毒的入侵，才导致感冒。这时用艾叶泡脚至大汗淋漓，提高了机体温度，提高了自身正气——免疫力，把细菌、病毒赶出体外，感冒自然而然就会好。

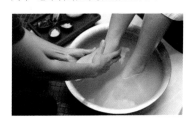

（2）每天要喝大量的温开水，成人每天所喝的温水量应不少于2000毫升（茶水、汤水

不计）。在泡脚时边泡边喝大量的温开水，可补充流失的水分，促进血液循环。

（3）喝老姜红糖水。既能温中补阳，又能解表散寒、止呕化痰。用于感冒初期风寒症状效果最佳。现代药理研究表明，老姜中所含的姜辣素、挥发油等成分具有促进人体血液循环和新陈代谢，增强人体免疫力以及抗菌、抗病毒的作用。对风寒感冒，症见恶寒腹痛、低热、四肢酸痛、鼻寒流清涕、呕吐痰咳有明显疗效。

（4）人造喷嚏，加速病毒离开人体。看太阳，借助自然阳光生发阳气，促使打喷嚏出来；用纸搓成细条刺激鼻孔，两边刺激至少各打出10个喷嚏。《医宗金鉴》中提到："盖喷嚏者，雷气之义也，其人内阳外阴，阳气奋发而为嚏也。"

打喷嚏是人体升起阳气的，排除阴秽的自然反应。阳气不足，外寒易入侵，一直打喷嚏就是身体不断地尝试将阳气发散出来解表驱寒，这就是为什么受寒了，感冒了，会打喷嚏。这时人为制造喷嚏，可促使人体阳气升腾，加强身体对抗邪气的能量

以上4点防治感冒的小妙招，凡具有感冒初期症状者，愈早治疗，愈易奏效。

另外，如果是感冒合并发热，在做好上面4点的基础上，再推荐一道良方——小葱汤。

小葱汤做法如下：2根带须的葱、1把大米、10余条去皮姜丝，同时放在锅里煮一碗米汤。去掉米饭留下米汤，在米汤里加入一些红糖，搅拌装杯饮用，趁热喝下，汗出即可退热，泡脚时喝效果更佳。

小葱汤功效：发汗解表、通阳助卫、健脾益气。

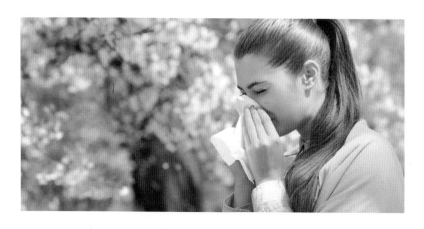

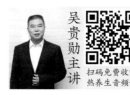

吴贵勋主讲

扫码免费收听
热养生音频课

第二节
标本兼顾，温暖你的脾胃

现代人生活在快节奏的社会中，许多年轻人或因工作废寝忘食，或因生活习惯不好而饮食不规律，以前中老年才会发生的胃病也就提前找上门了。

在胃病患者中，有一大部分人对胃病是没有一个较为清楚的认识的，加上胃病的早期症状不明显，仅仅表现为胃部隐痛或者消化不良，因此容易被人们忽略，忍一忍就过去了，然后一切照旧。但忍一忍的结局是惨痛的，等待他们的就是胃炎、胃溃疡、胃穿孔、慢性萎缩性胃炎甚至是癌症。

胃病是一种常见的疾病，每个人都有可能患上胃病或出现腹胀、胃脘堵闷、食欲不振、胃痛、餐后饱胀、反酸等胃部不适症状。

胃在人体的肚脐上偏左，肚脐上下疼时多半是胃疼；还有一种情况容易被忽略，就是胸口烧心疼，检查心脏、肺部却没有异常，这多半就是胃的问题，做个胃镜，检查结果通常是反流性食管炎，把食管烧坏了。

常见胃病包括急性胃炎、慢性胃炎、消化道溃疡、功能性消化不良、胃部肿瘤等。年轻人以胃炎、溃疡多见。中老年人以溃疡、慢性萎缩性胃炎多见。教师、记者、司机等职业往往是胃病的"重灾区"。

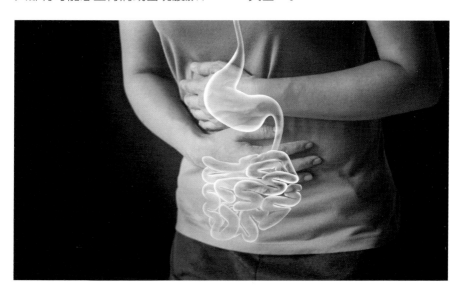

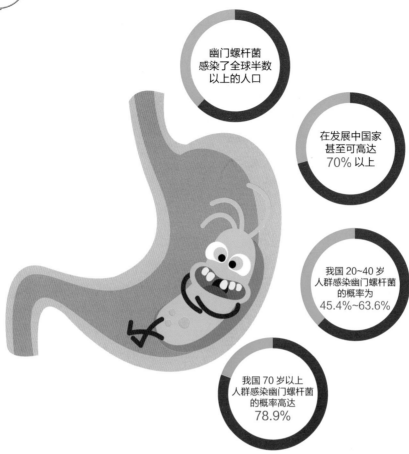

幽门螺杆菌感染了全球半数以上的人口

在发展中国家甚至可高达70%以上

我国 20~40 岁人群感染幽门螺杆菌的概率为45.4%~63.6%

我国 70 岁以上人群感染幽门螺杆菌的概率高达78.9%

西医胃病治愈的依据是幽门螺杆菌等检查指标，中医胃病治愈的依据是舌象脉象所显示的身体本质。

西医治疗胃病，常用的方法就是抑制胃酸，保护胃黏膜，促进胃肠蠕动，但这些都是依靠药物去抑制和刺激，一旦饮食稍不注意，病情往往会反复发作。

用西药的方法治疗胃病，常见的不良反应有腹泻、恶心、呕吐及便秘，甚至可能损害肝肾功能。

《素问》中提到，脾胃者，仓廪之官，五味出焉。"胃主司纳，脾主消导，脾主生化，其用在于无形，胃主收纳，其贵下行，一升一降，则养生有道。"

中医治疗胃病，采取的则是健脾养胃、疏肝理气的方式，从根本上去解决问题。

另一方面，现代医学普遍

认为胃溃疡、胃癌等疾病都与幽门螺杆菌有关。但我认为是与胃寒的身体内环境相关，寒胃这样的内环境适合幽门螺杆菌在这生存。也就是说我的观点认为，并不是幽门螺旋杆菌导致了胃病，而是由于有胃病后才有幽门螺杆菌在胃部的大量繁殖和生存。所以我们在治疗上，用热养生的方法改善胃寒的状况，改变胃内的环境，从而让幽门螺杆菌无法大量繁殖。

我们一起来看看，胃病的致因，你中了几招？

（1）在日常生活中，作息和饮食不规律，在该吃饭的时候不吃饭，胃里分泌出来的胃酸没有食物去消化，就会将胃黏膜灼伤。此外，长期吸烟和饮酒、饮用咖啡和浓茶，吃不利消化及酸冷、油腻、辛辣等对胃有刺激性的食物或药物，同样会损伤胃黏膜，造成胃痛，形成胃炎。

（2）长期进食寒性食品，喝冷饮或胃部感受寒邪，脾胃被寒邪所遏而不得舒展，气机阻滞，血液运行不畅，就会导致胃痛突然发作，畏寒喜暖。再加上气血失调，也会减缓胃

黏膜的修复速度，日久可造成胃溃疡、胃出血甚至胃穿孔。

（3）过多进食肥甘厚味或暴饮暴食，痰湿内生，致胃气中阻，气滞血瘀，使得胃内食滞不通，不通则痛。

（4）长期抑郁，情志不舒，则肝气郁结不得疏泄，气郁伤肝，横逆犯胃，每因情志刺激而痛作，胃脘胀满。

因此，治疗胃病首先要忌生冷、油腻、辛辣、煎炸以及寒凉食物。建议吃一些细软、清淡易消化的食物。而且要进食温补，调理气血，健脾暖胃，消食导滞，疏肝理气，通畅胃气。

调理脾胃我一般选择田七。在我多年的工作经验中，我会让患者用田七、蜂蜜为主调制养胃膏。

养胃膏的作用就是疏肝、理气、健脾、暖胃。我会特别要求绝对空腹时口服一大口，服完后30分钟内不能吃任何食物，包括水。这是让有效成分直接黏附在胃的表面，空腹时利于消化吸收、温热胃黏膜、恢复血供。

我有一个患者为了攒钱供孩子们上大学，平时省吃俭

用。饮食上也没有注意，自己有栽种冬瓜、空心菜，就经常吃这些寒凉的食物。结果这十几年来，一吃酸的就大口大口吐酸水，吃点不易消化的食物或者吃多点就胃胀，几天都吃不下饭。平时吃硬点就胃痛，吃凉了也胃痛，整个人痛得蜷缩成一团。她找到我，我建议她做4件事，没到一个月的时间，她的胃胀、胃痛再也没有发作过，也不反酸了，到现在她的胃病也没再发作过。

如果你还被胃病折磨，那我建议你按这个方法来做。

(1) 吃馒头，慢慢嚼，慢慢吞下去，配点温开水，你可能几分钟后胃就舒服了。

(2) 戒除一切寒凉食品。

(3) 1个土鸡蛋，10个桂圆，2片去皮生姜，50克红糖，隔水蒸，吃下去，你有可能就好转了。如果能每天早上当饭吃，胃出问题的可能性就会比别人小一些。若是脾胃康健，还可加上3~5颗红枣；但是脾弱胃寒者就不放红枣了，红枣不易消化是会伤胃的。

(4) 服用田七、蜂蜜为主调制养胃膏。

每天早上起床后，在没有吃任何东西时吃一口（大约16克），吃后30分钟内不吃任何东西。12天为一个疗程，一个疗程下来，你可能就此告别了"老胃病"这个称号了。如果还没全好，可再吃一疗程。特别强调，在吃养胃膏时，也一定要戒除一切寒凉食物。

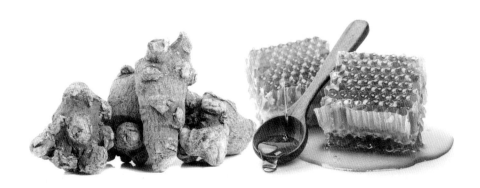

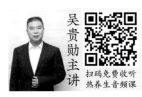

第三节
行气活血，就能调整血压

关于高血压，人类对其病因尚未完全明确，每个高血压患者都有其必然原因，但我们平时看病时，往往很难找到其准确的病因。虽然每个人的病因不尽相同，但用的药物差不多。需要指出的是，我们在临床实践中应该更重视非药物治疗。

第8版《内科学》中指出："原发性高血压的病因为多因素，尤其是遗传和环境因素交互作用的结果。遗传因素具体通过何种途径升高血压，至今尚无完整统一的认识……"说得直白一点，如今，医学科学家还不能肯定高血压是怎么来的，可他们却有一套对这些病的治疗方案。现代医学治疗高血压的药物肯定就都是合理的吗？我并不这么看。

高血压物理上只是血管的压力大而已

高血压到底是怎么回事？

过去，我们常认为，一旦有高血压就要降血压。往往强调高胆固醇、高三酰甘油会造成高血压，可是却忽略了一点:胆固醇、三酰甘油是没有能力调血压的。也就是说血压高不是胆固醇、三酰甘油直接造成的。

实际上，我们长期吃进去的过于寒凉的食物造成身体气血不足、体质阴虚。身体气血不足、体虚，这样血流就变得缓慢，同时，吃的油腻食物产生过高的胆固醇和三酰甘油造成血液黏稠度增加，将血管堵住（颈动脉、椎动脉），也就是

血流速度减慢，进入大脑的血液量就减少，大脑就会缺血，缺氧。这时，大脑就发出指令，让肾分泌肾上腺素，继而收缩血管，把血压调上来，增加脑部血流量。

一个血压正常的人，血压逐渐升高，一定有它内在的原因，解决了这个因才能解决血压升高的果，人体调高血压是要花费很大的力气的。要通过不断地分泌激素来收缩血管，来加大血压，才可以帮助血流恢复正常。当你的身体费了好大的力气把血压调上来的时候，如果不分青红皂白就直接吃降压药，这种用药很可能就掩盖了导致高血压

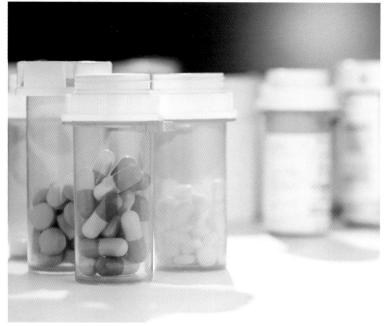

的真正原因，因为这不是在帮助你的身体，而是在跟自己的身体对抗。

你的身体如果会说话，一定会跳起来，打你两个耳光，问你："搞什么鬼，为了保护你，我好不容易把血压调上来，你却跟我作对！"

这就是为什么这么多年来，血压调整一直很困难的原因。这也是为什么很多人一旦开始吃高血压药，就不能停药的原因。

吃完降压药后，高血压患者往往很高兴："哎哟，我的血压正常了！"可是他的气色不正常，他的体力不正常，他的精神也不正常。很多人觉得血压正常了身体就正常了。但你要的是一个健康的体魄，而不是简单地用血压来判断的。所以我们不要轻易地去降血压。

那么高血压患者应该怎么办呢？

首要的不是轻易地降血压，而是要想方设法去提高血流速度。血流速度一提高，你的身体就不需要去调血压。只要血流恢复正常，血压自然恢复正常。

提高血流速度有三个关

键。

第一个关键就是，要把血管中造成血液黏稠的物质降下来，将血液变得稀一点，血流的速度就加快了。

要降低黏稠度就要增加水分的补充，补充的水分主要是37摄氏度左右的温开水。每天不少于2000毫升的入水量，其中喝的茶、汤、饮料等不包括在里面。

第二个关键就是，要戒除一切寒凉食品，多吃温补食物，把自己吃的热乎乎的，这样血流就加快了。至于哪些是寒凉、哪些是温补食品，可以参照我整理的食物属性表。

第三个关键就是，要加强运动。关于运动能够加快血流

速度，大家应该都清楚明了了，这里就不再赘述。

所以高血压和高血脂并不难治的。不要"乱治一气"，越治就越难治。用药不慎容易造成肾衰竭，肾脏好不容易把血压调上来，你给它降下来，肾脏天天就忙着调血压，都没空干别的事情了，最后肾脏就可能会衰竭。肾脏一衰竭你就离死不远了，这时你就没心思去治疗高血压了，你就开始治疗肾脏了，就开始洗肾了，一洗肾就代表身体大量的养分没有办法被身体回收，全部随着洗肾排出去，所以养分供应不足。养分供应不足，肾脏就没有材料修补。肾脏没有材料修补，肾脏就更加极度衰竭。极

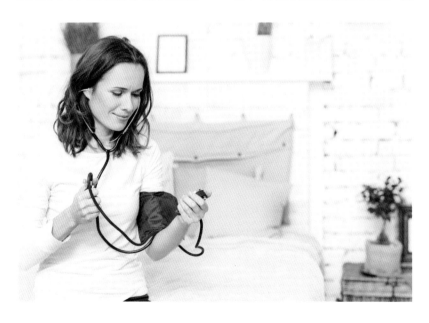

度衰竭就再洗肾……如此恶性循环，直到你经济承受不了，你的人生就该画句号了。

真的就是"钱在银行，人在天堂"！

厦门湖里区的林女士，身份是某知名企业高管，年仅39岁却有4年多的高血压问题，她根本就不在意这件事情，认为没有什么大问题，加上工作忙也就没有去管，直到2016年公司准备给她买健康险时，被拒保了。后来朋友介绍找到我，按我的方案调理，一个多月后血压检测数值达到健康标准，最终补购成功。

具体做法也不难，我的患者都喜欢叫它"吴八点"。

（1）戒除寒凉食物，以性平、性温食物为主。

（2）早上吃馒头、干饭、稀饭，可以吃瘦肉、鱼肉等，以吃好为主。

（3）中午不吃动物类食物，晚上煮菜不加油。

（4）每天用热水泡脚，泡到出汗为止。一周不少于2次艾叶泡脚。

（5）早上起来，先喝10~20毫升姜蒜汁，然后一口气喝350毫升温水。

（6）每天最少喝2000毫升温开水，茶水及其他饮料、汤不计在温开水中。

（7）每天最少进行30分钟以

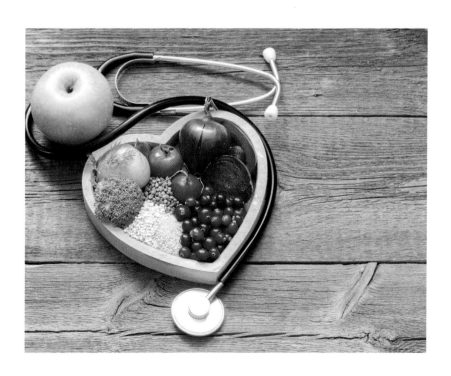

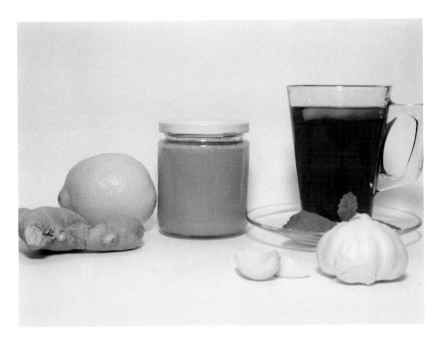

上的运动，以快走为主。

（8）可选择适量的阿胶、山药、黑芝麻、核桃、莲子（去心）等补血补气食物，碾成粉，加入适量的红糖、药酒蒸熟制成膏，在泡脚前30分钟服下，推动你的肾气，将气补足，才能使血液在血管里达到正常流速。

姜蒜汁的做法，我很早就公布过，许多人也在网络上有看到，我在我的另一本书《别被寒凉误一生》中也有分享，我再具体介绍一下。

原料：1杯柠檬汁、1杯姜汁、1杯大蒜汁、1杯苹果醋。

制作方法有以下几个步骤。

（1）蒜头去皮，姜去皮切小片，放入榨汁机榨汁，或者放入搅拌器打成浆，用网布隔渣，绞出汁。

（2）将蒜头、姜汁放入瓦煲，加入柠檬汁与苹果醋，大火烧开，小火慢煮，不要盖锅盖，让水分蒸发，大约需要半小时，剩下大约一半汁液。

（3）温度降下后，加入蜜糖，仔细搅匀，蜜糖可能需要很多，主要是令汁液容易入口。

（4）将成品储在有盖的玻璃瓶中。

服用方法:每天早餐前服用一汤匙约10毫升。大部分人的心血管疾病能得到有效改善。也可当做饮料，预防心血管疾病和感冒等。

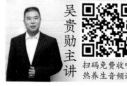

吴贵勋主讲

扫码免费收听
热养生音频课

第四节
疏通血管，降血糖从保护胰腺开始

糖尿病患者身上糖的含量相对会比正常人少，因为体内的糖都从尿中排出去了。只是血管中的糖比正常人的高，因为糖都停留在血管中，没有到各个器官中去。

糖尿病其实是"吸收"的问题

血液，其实就是一个运输载体，只负责运糖至身体各器官，而不使用糖。打个比方，血管相当于自来水管，血液就相当于自来水，而我们身体的各个器官相当于每家每户。糖尿病患者的糖都停留在血管中，意味着各个器官都无法正常地从血液中吸取到糖分，这其实是一个吸收的问题。

现代医学是怎么对付糖尿病的

第一：低糖饮食。

第二：降糖。用降糖药物把血管内的糖以"燃烧"的方式排除掉，注意，是排除而不是促进吸收。您看是不是有点头痛医头，脚痛医脚的意思？处理不了导致血糖高居不下的原因只能通过药物让患者把吃进血管里的糖再排出来。

第三：注射胰岛素。胰岛素只能一时解决自身胰岛功能不足的压力，对于起病急的糖尿病患者进行一个暂时的调节休整，一旦使用时间长了，容易有自体胰岛功能的惰性，加之胰岛素是一种蛋白质性质的激素，目前市面上的是人工合成或者生物工程提纯的，和自体产生的胰岛素还是不一样，患者对外源性的胰岛素容易产生抵抗，且无法消除，这样患者只好无奈地长期注射胰岛素。

糖尿病的类型

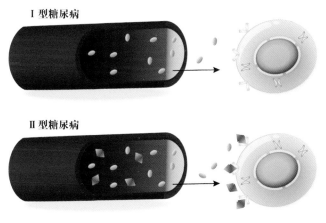

I 型糖尿病

II 型糖尿病

🔵 谷氨酸　　🅧 葡萄糖转运蛋白 4　　🔷 胰岛素　　🔻 胰岛素受体

谁能给糖尿病画上句号

糖尿病是个世界难题，人类对糖尿病的病因和发病机制尚未完全阐明，学说有很多，这么多年来我也一直在苦苦探索。

我在某机关门诊部工作时，有一领导，有糖尿病，2年间一直打胰岛素。某天他突发心肌梗死，送到医院急诊，用尿激酶溶栓给抢救回来了。当时，心肌梗死大多是用溶栓的方法，不像现在有介入疗法、支架。溶完栓神奇的事情发生了：他没打胰岛素，血糖竟也降至正常。我让他连着几天不打试试看，反正每天都有测血糖，血糖升高的话再用药也来得及。几天下来，血糖居然都很正常，参与治疗的医生们对此百思不得其解，这神奇的一幕给我留下了深刻的印象。

为什么糖尿病是富贵病呢？为什么大多数糖尿病患者在发病前都比较胖？为什么大多数糖尿病患者也会有高血压？为什么大多数糖尿病患者也会有高脂血症？

当我反复思考这些问题时，结合这个病例，心理有了一个大胆的猜测。我想，肥胖、高血压、高脂血症的患者最多见脑血管和心血管的梗阻。对他们而言，既然脑血管可能梗阻，心脏的血管也可能梗阻，那进入胰腺的血管亦有可能会梗阻。胰腺的血管发生梗阻，破坏了胰岛细胞的功能，从而导致糖尿病。

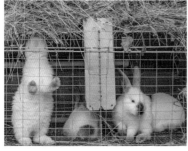
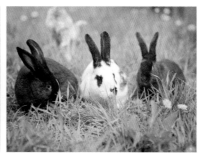

但这只是我的猜测，于是我做了个实验。我在单位养了100只兔子。分为两组，每组50只。第一组放养，并且每天只喂早上、中午2次；第二组圈养，每天喂早、中、晚3次，并且量比第一组兔子增加了三分之一。三个月后，第二组兔子平均体重比第一组兔子重500克多。分别抽血化验后结果显示，第二组的血脂比第一组高25%，而血糖也比第一组高了20%。我从两组兔子中，随机各挑了两只进行解剖，发现第二组兔子进入胰腺的血管明显较细。

之后，我把第二组兔子也放养，每天也只喂早、中2次，并且每天每只加喂5毫升的姜蒜汁。一个月后，两组兔子的血管、血脂、血糖各方面指标基本没有差别。

我想，我可能找到了预防糖尿病的思路了！

现代人因为日常不合理的饮食造成体内大量油脂积聚，使得血液中胆固醇过多，这些人通常因为肥胖、工作性质等原因，平时又很少运动，加上长期不自觉地进食一些过于寒凉食物，使身体的基础体温越来越低，造成身体气血不足，体质阴虚，导致血行缓慢，出现中医血瘀的状态，进而使血管慢慢变窄、硬化。这反过来又影响血液循环，加重身体气血不足，最终导致血管的梗阻。血管一堵，许多器官疾病就来了。那胰腺的血管堵了，糖尿病就来了。

那么我们通过提高体温，控制摄入的油量，疏通血管，软化血管，加快血液循环，是否可以打通堵住的胰岛血管，让胰腺功能恢复正常，从而预防乃至改善糖尿病症状呢？

这几年，我对糖尿病患者采取热养、控油不控糖、服用姜蒜汁"清"血管的方法，帮助了许多糖尿病患者。

具体做法有以下几点。

（1）戒除寒凉食物，以性平、性温食物为主，如大米、娃娃菜、黑木耳、香菇、鲳鱼、鲈鱼、干贝等。

（2）早上吃馒头，不能吃稀饭（防止血糖升高过快）可吃少量瘦肉、鱼肉。

（3）午餐不吃动物的肉，晚餐不用油。一日三餐都不要吃稀饭，以干饭、馒头为主。

（4）每天用热水泡脚，泡到出汗为止。水温要由家人确定不烫才可放入（因糖尿病患者的温度感知力差）。糖尿病足患者不可泡脚。泡完脚后必须平躺把脚抬高至心脏的高度，维持30分钟。

（5）早上起来，先喝10~20毫升姜蒜汁，然后一口气喝350毫升温水。

（6）每天最少喝2000毫升温开水，茶水不计。

（7）每天进行最少30分钟以上的运动，以快走为主。

（8）多吃一些补气的食物，如山药、黑芝麻、大蒜、大葱、姜、香菇等。

上述方法如果坚持一个月，绝大多数人血糖能回到正常。当然，也有个别人用了两个月，但最终也正常了。患者潘先生就花了两个月的时间，他有十几年的高血糖，之前一直在吃降糖药。去年2月25日体检，餐前血糖还有 7.45毫摩尔/升，胆固醇7.27毫摩尔/升，高密度脂蛋白1.95毫摩尔/升。他在我的指导下，严格配合我们的调理方案，第一个月胆固醇降至4.69毫摩尔/升，餐前血糖降到6.31毫摩尔/升。我们根据潘先生的身体情况制定了第二个月的调理方案，他又严格配合了一个月后，再次去抽血化验时，胆固醇降至4.18毫摩尔/升，餐前血糖降至4.69毫摩尔/升。

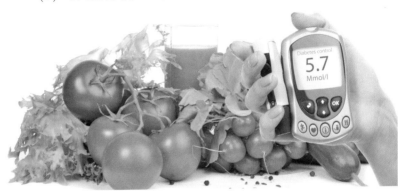

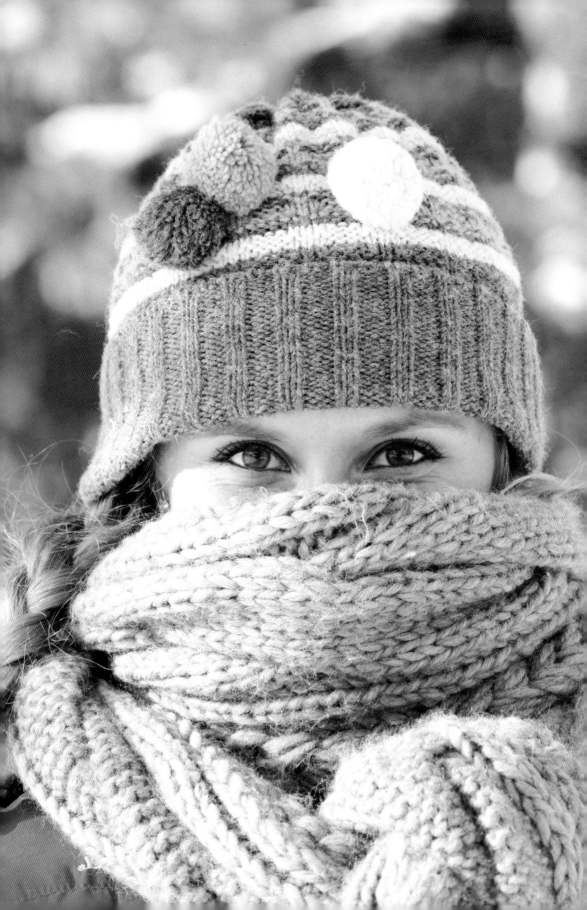

第六章

祛除寒与湿，
摆脱纠缠身体的病痛

寒湿入侵体内，会导致人体产生各式各样的疾病。要想避免这些疾病带来的不适感，防止风寒湿邪、痰湿凝滞，关键在于一个『热』字。

吴贵勋主讲

扫码免费收听
热养生音频课

第一节
忌寒凉帮你远离颈椎病

有一名患者，39岁，是一名健身爱好者，平时喜欢吃螃蟹等海鲜，听人说健身时要补铁、补钾，于是一天吃5根香蕉。这样坚持了2年，开始出现了头痛、耳鸣，伴有失眠、幻想。到精神病医院求诊，医生说他有抑郁症，他就与医生吵，还要和医生打起来。医生就给他下了躁狂症的诊断，开了治疗躁狂症的药。自从他吃了药以后，整个人目光呆滞，反应迟钝。后来找到了我，我发现他气血双虚，颈部僵硬。我判断他是因吃了大量像香蕉这一类的寒性食品造成肾虚，运动时又不知道给颈部保温，寒湿入侵，导致了颈椎病，造成了大脑供血不足从而产生了这些症状。

许多人都知道颈椎病，但却很难有全面的认识。

西医对颈椎病的认识

颈椎病同样是现在骨科常见的病症，而且年龄越来越趋于年轻化。除了一些老年患者外，许多年轻人也有此困扰，他们多数为低头族和上班族。颈椎病在长期埋头工作的白领、教师、设计师等职业更是常见。

低头族和上班族的颈椎长期处于一个单一的姿势，不管是低头还是直视，都会使某一特定肌群受到牵拉，肌肉出现劳损、功能失调。时间一长，颈椎的生理曲度就会变直，甚至反张，引起颈椎病的一系列临床症状。颈椎病的早期症状不太明显，仅仅是颈部的不适，这使得许多人不太注意，从而错过最佳治疗时间。

颈椎病主要是由于颈椎长期劳损、骨质增生，或椎间盘脱出、韧带增厚，致使颈椎脊髓、神经根或椎动脉受压，出现颈部疼痛、头晕、头痛、耳鸣、肢体麻木疼痛等症状，严重者甚至可能瘫痪！

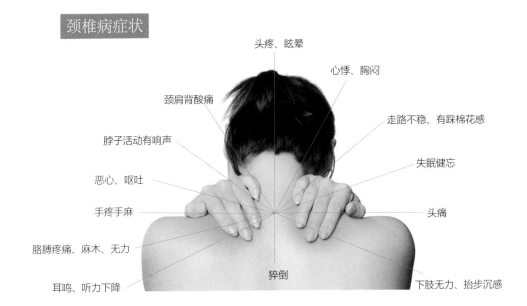

颈椎病症状

头疼、眩晕

心悸、胸闷

颈肩背酸痛

走路不稳、有踩棉花感

脖子活动有响声

失眠健忘

恶心、呕吐

手疼手麻

头痛

胳膊疼痛、麻木、无力

耳鸣、听力下降

猝倒

下肢无力、抬步沉感

以上是西医对颈椎病的解释，那我们的老祖宗对颈椎病是怎么认识的呢？

老祖宗们认为，这些症状多因外伤或气血虚衰、感受风寒湿邪，痰湿凝阻所致。所以颈椎病的颈、肩、臂痛等都包括在中医学的"痹证"中。

颈椎病的常见原因

（1）外伤。其为跌扑闪挫对筋、骨、皮肉等软组织的损伤，而人体是一个整体，颈肩等部位受外力影响而遭受损伤时，也能导致脏腑、经络、气血失调，因而产生一系列症状，此时以疼痛为主。

另一方面，人体的脏器都依赖于气血的滋养，若气血阻滞，则脏腑缺乏气血濡养，其功能也受到影响。肝、肾、脾等脏腑功能受到影响后反过来会影响筋骨、肌肉和关节功能。此时不仅是外伤后的疼痛症状，还会出现各种虚证。

（2）风寒湿痹、经络受阻。由于风、寒、湿三种外邪侵入身体，流注经络，导致气血不畅，使脏腑更加虚弱，引起肢体与关节疼痛、酸麻、无力及屈伸不利等。

(3) 肝肾亏虚、气血不足。长期进食寒凉食物或久病体弱，使肝血不足，肾精亏损，气血亏损，经脉失去濡养，颈部肌肉也变得无力，无法牢固颈椎，易于变形，压迫到神经和血管。此时就会出现头晕目眩，上肢麻痹、耳鸣等。

(4) 痰湿凝阻、经络瘀滞。痰是机体发生病理变化的产物，由人体的津液凝聚变化而成。由于肺、脾、肾功能失调加上风寒湿等外邪因素影响了津液的正常输布和运行，停聚在机体某个部位，造成气血、经络运行不畅。因此，颈椎不通则痛。

前面介绍的那位患者正是因为平时吃了许多寒凉的食品，寒凉进入体内，导致肾气不足，气一虚，血就供应不上去了。而且肾气一散，颈部的肌肉力量不足，导致颈椎出现问题，压迫了血管，使大脑的供血供氧不足，才会出现头痛、耳鸣、失眠、幻想等症状，所以我们反复强调"别被寒凉误一生"！

另外，我认为颈椎病和腰椎病是相关联的。如果把人比作一棵树，那么腰就是树根，颈就是树干，头就是树枝。根不正，干要斜，枝要沉。所以

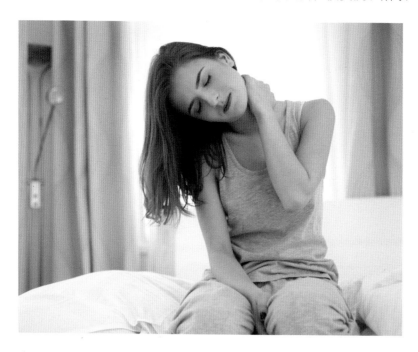

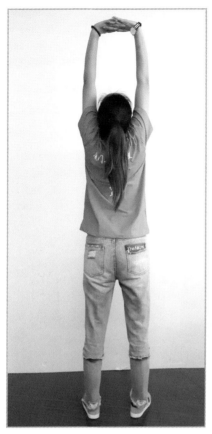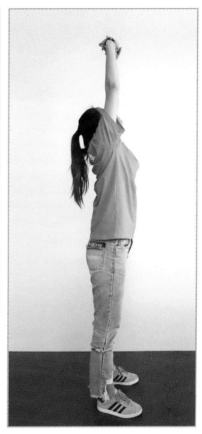

有颈椎病的人大多数也有腰椎病。我治疗颈椎病的方法和腰椎间盘突出基本差不多，需要忌寒凉，做"燕子飞""顶天立地"等锻炼，还可以自己在家用生姜热敷法做理疗。人们常做的跑步、举重、骑车等健身运动，只能使四肢强壮，而腰背、颈部的肌肉和韧带很难得到锻炼。而坚持练习"燕子飞"和"顶天立地"，通过锻炼腰背、颈部周围的肌肉和韧带，从而让脊柱逐渐回复健康本位。

这里我把"顶天立地"和生姜热敷法具体说一下。

"顶天立地"

"顶天立地"是一项简单易行的向上提拉动作，适用上班族、中老年人等大部分人群。

(1)双脚微微张开，身体笔直，自然站立在平地上。

(2)双手交叉，手心向上伸

展，同时吸气，下巴尽量往上抬高，用下巴去顶天花板或者天空，保持3~5秒，后脚跟不离地。

（3）一个动作完成后，身体放松，休息1~2秒，重复动作。

坚持每天三次，每次10个。

生姜热敷法

（1）需要500克老姜（注意必须是老姜）。将姜去皮，切成末。

（2）将姜末装入一个可密闭的容器中，再加入100克含酒精度50%以上的白酒，最后将容器封闭。

（3）将装有姜末和白酒的容器放入锅里，用水煮开20分钟（建议用玻璃、陶瓷这种材质比较稳定的封闭容器）。

（4）用两片三层纱布做一个长35~40厘米、宽20~25厘米的布袋，先缝住三个边，留一个口子。

（5）将蒸好的姜末，装入布袋，再把最后一个开口缝起来。

（6）人趴在床上，先用手摸一下，不烫手，就可以把布袋放在颈椎上或腰上。也可让布袋一头在腰中间，另一头侧向会疼或会麻的手或脚那一侧。

（7）热敷过程中，会感

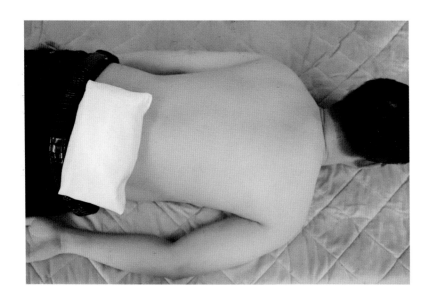

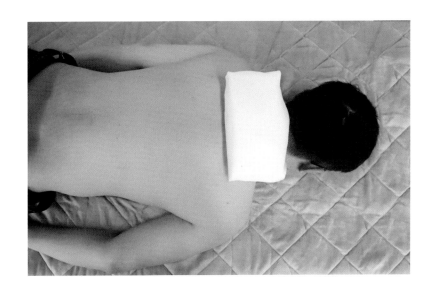

觉越来越热，但是没有关系，前面用手摸过，已经确认这种热不会烫伤皮肤。

（8）将布袋敷在身上后，可在布袋上面加一层保鲜膜或保鲜袋，防止热量散发过快。如果温度下降了，可在上面加一层热毛巾。

（9）热敷40分钟后，可把姜末倒出来，放入之前的容器中，第2天再加入125克的白酒再用一天，但是500克生姜只能用2天。

（10）每天1次，每次40分钟，8天为一疗程。一共2千克老姜就可以了。

这个方法对腰椎病和颈椎病患者都有效，特别是对湿热体质的人群，效果更加明显。应用热敷法在家"理疗"的关键在于一个"热"字，应尽可能以适宜的温度进行热敷，但切记防止烫伤。热敷后应立即擦干、擦净皮肤，穿好衣服，注意保暖，防止局部风寒侵袭和受凉感冒。有条件者，建议可以在热敷后喝上一杯老姜红糖水，帮助热敷后的身体补益气血、排出寒湿。用布袋热敷时应先检查一下布袋，防止在热敷时布包散开。同时还应注意，局部皮肤溃烂、出血者不宜应用热敷法，孕妇禁用热敷法。

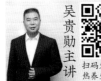

吴贵勋主讲

扫码免费收听
热养生音频课

第二节
肩周疼痛是被寒气困住了

肩周炎是以肩关节疼痛和活动不便为主要症状的常见病症。本病的好发年龄在50岁左右，女性发病率略高于男性，多见于体力劳动者。

肩周炎是肩关节周围炎的简称，又名冻结肩、漏肩风、五十肩等。为什么肩周炎又称为"五十肩"？说明这是50岁左右的人常见的肩膀疼痛，是中老年人的一种常见病。但是当今社会的许多年轻白领工作者长期坐着工作、双肘撑在桌上、夏天也爱吹空调，久而久之很容易出现肩周炎。

肩周炎是指肩部逐渐产生疼痛，夜间为甚，逐渐加重，肩关节活动功能受限而且日益加重。疼痛达到一定程度之后，疼痛感会自然缓解，但真正的问题才开始，即肩周炎逐渐显现，表现为肩关节囊及其周围韧带、肌腱和滑囊的慢性特异性炎症。

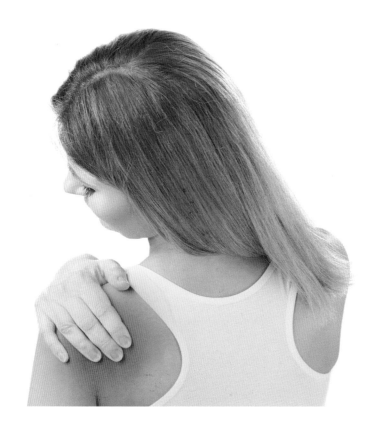

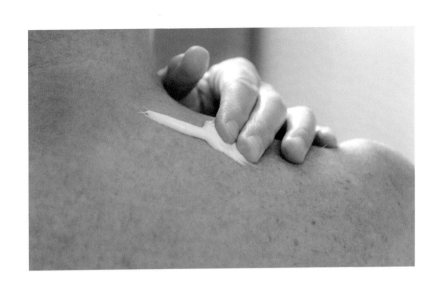

西医怎样治疗肩周炎

西医对肩周炎的认识有100多年的历史。西医治疗肩周炎，大多是在急性期使用非甾体类抗炎药来消炎镇痛，尔后使用激素类药物来抑制肩周炎的发展，缓解疼痛。此法虽然可解暂时之痛，却不可长期使用。因为长期使用激素类药物的副作用很大。

（1）会导致人体免疫系统的免疫能力降低。会让骨骼内钙质流失，会干扰身体电解质的平衡，特别是引起钾元素及其他微量元素的丢失。股骨头的坏死就是长期使用激素的后遗症。

（2）还会导致激素在身体内的蓄积。激素使用时间愈长，身体内的激素沉淀也就愈多。停药后对于人体内分泌系统的调整重建也会十分的缓慢。

（3）还会导致消化系统的损害，有诱发溃疡病的可能。

（4）会不可避免地出现激素型肥胖症。导致身体无力、肌肉松弛。

（5）甚至会导致患者激素依赖症的出现，造成欲罢不能，停药后反弹的局面。

总之，能不使用激素就不使用。能短期使用就绝不拖长使用时间。激素的使用必须在医生的指导下进行。绝不可擅自使用激素。

中医怎样治疗肩周炎

而在我国古代，医学家们对肩周炎这个病就有了一定的认识，将之归于"痹症"。我们来看看历史上人们对这个病是如何认识的。

(1) 中医古典医籍《素问·痹论》中有骨痹、筋痹、脉痹、皮痹等分类，认为其病因与风寒湿有关。

(2) 在《灵枢·贼风》中首次提出其发病与外伤关系密切，认为伤后恶血停聚于肌肉筋骨之间，气血运行不畅，易受风寒湿邪侵犯，恶血与外邪侵袭则发为痹证。

(3) 至隋唐以后，进一步完善了其病因病机，如《诸病源候论》载："此由体虚，腠理开，风邪在于筋故也，……邪客机关，则使筋挛，邪客足太阳之络，令人肩背拘急……"

(4) 至清代《医宗金鉴》总结了数千年来对肩臂痛的认识，指出肩背痛有经络气滞、气虚、血虚以及兼风、兼痰等证候。

肩周炎的病因

根据古人对肩周炎的医治经验以及现代临床所见病症，我们总结了肩周炎的病因如下。

(1) 肩膀因跌扑闪挫而受伤，瘀血内阻，堵滞经络，不通则痛，且气血不畅，筋脉失去营养滋润，易为外邪入侵。

(2) 先天体弱，或长期进食寒凉食品，寒气内生，损伤肝肾，使肝肾精亏，气血不足，则筋骨得不到濡养，日久则筋骨衰颓，血虚生痛。

(3) 若身体虚弱，再加上久居湿地，风雨露宿，肩部吹风受凉受潮，以致风寒湿邪蕴于血脉筋肉，血行不畅而脉络拘急疼痛，寒湿之邪淫溢于筋肉则屈而不能伸，痿而不用。

因此，中医针对这些病因应以补气血、化瘀滞、通经络、祛风湿、止疼痛为基本原则，减缓疼痛，恢复健康。

肩周炎怎么办

(1) 每天晚上坚持泡脚。泡脚时，边泡脚边用生姜刮肩膀。

(2) 做爬墙运动。面向墙壁，手掌慢慢爬至高处，停留10秒后

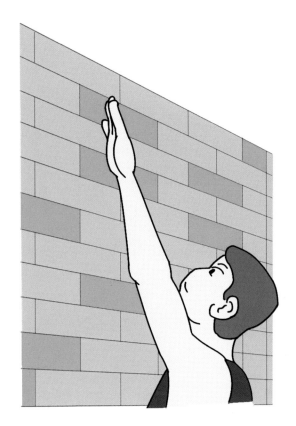

放松，重复10次。

（3）在家自行进行生姜热敷法理疗。

500克老姜，将姜去皮，切成末。将姜末装入一个可密闭的容器中，再加入100克酒精度在50%以上的白酒，将容器封闭。将装有姜末和白酒的容器放入锅里，用水煮开20分钟。将蒸好的姜末，装入布袋，缝好。先用手摸一下，不烫手，就可以把布袋放在肩膀处热敷。

有个患者，我叫她苏妈妈，肩周炎有7年了，右手不能举起来，洗脸、梳头、洗头，甚至抬个胳膊都疼得要命，不要说提东西，睡觉时候翻身都疼，去医院进行CT检查后确认是肩周炎，吃了2个月的药，又是拔火罐、又是艾灸，肩上都烫起了疤。当时有点效果，过后也不管用。之后她儿子带她来找我，我首先就要求她要戒吃寒凉的食物，然后让她按上面的方法每天在家调理。经过3个多月的时间调理，她的肩膀恢复得很好，活动自如了。

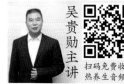

第三节
形体要好就要腰好

腰椎间盘突出症是人类进化的"副产品"，中医里面不讲腰，只讲肾，只有肾好了腰才会好。

有些人在某一天起床的时候，或是运动的时候，或是弯腰搬重物的时候，突然感觉到腰部疼痛难忍，到医院拍个CT就诊断为腰椎间盘突出了。

腰椎间盘突出症是椎间盘的纤维环破裂，髓核组织从破裂之处突出（或脱出）于后方或椎管内，导致相邻脊神经根遭受刺激或压迫，从而产生腰部疼痛，一侧下肢或双下肢麻木、疼痛等一系列临床症状。

临床统计数据表明，腰椎间盘突出症是骨科门诊最为多见的疾患，也是腰腿痛最为多见的原因。

不过，腰椎间盘突出症是西医的诊断，中医没有此病名。而是把该症统归于"腰痛""腰腿痛"这一范畴内。

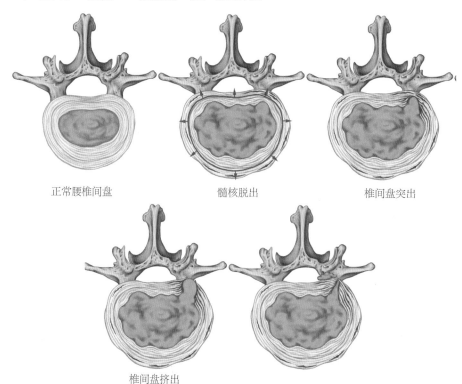

正常腰椎间盘　　　　髓核脱出　　　　椎间盘突出

椎间盘挤出

中医如何看待腰痛

我们的古人对腰痛病早已有了较为深刻又较为全面的认识。

巢元方在《诸病源候论》中说："凡腰痛有五……一曰少阴，少阴肾也，十月万物阳气伤，是以腰痛。二曰风痹，风寒着腰，是以痛。三曰肾虚，役用伤肾，是以痛。四曰暨腰，坠堕伤腰，是以痛。五曰寝卧湿地，是以痛。"

《诸病源候论》记载："劳损于肾，动伤经络，又为风冷所侵，血气击搏，故腰痛也。"

这些论述较全面地概括了腰腿痛的病因病机，具体论述了肾脏功能和外邪侵入，劳损外伤在腰腿痛发病中的关系。

总结起来，腰椎间盘突出症的病因就是肾虚为本，感受外邪、跌扑闪挫为标。具体说有以下几种病因。

(1) 肾虚，是因为先天禀赋不足，或长期患有慢性病，或长期进食寒凉食物，损伤肾气，气血两虚，以致肾脏精血亏损，无以滋养经脉。

(2) 感受外邪，是因为不良的生活习惯或者是腰部受凉、受潮，致使风寒湿邪入侵腰部，进入肾脏，损伤肾阳，气滞血瘀。遇到天气变化，疼痛加重。

(3) 跌扑闪挫，一般有明显外伤史。伤后即感腰部不能活动，疼痛难忍。这是因为受伤后，气血瘀阻经络，气血运行不畅，不通则痛。

人体的腰椎从侧面看就像一把弓，而腰部肌肉就像弓弦。腰部肌肉是靠气血来养，若气血不足，气不固体，肌肉就没有营养，没有力气，这把弓也就变直了，容易变形，腰椎间盘只要一个不小心就会突出。只有将气血养足，使腰部肌肉强壮有力，这把弓才能更加牢固，椎间盘想突出来也难。

椎间盘突出怎么办

有个姓黄的患者去年4月份的时候腰开始酸痛起来，之前检查有腰椎间盘突出，偶尔痛起来去运动一下也就缓解了，没太在意。但在4月17号晚上开始，他的腰开始剧烈疼痛，刚开始腰疼到直不起腰，慢慢地越来越严重，逐渐沿大腿放射性疼痛，走不了10米，触地像触了电一样。后来就躺在床上狂流冷汗，面色发青。实在熬不住，打了"120"送到医院。到医院时痛到注射哌替啶（杜冷丁）镇痛。医院

检查报告出来，第4~5腰椎间盘脱垂，椎间盘往椎管里脱垂9.8毫米，以至于压迫了神经。不到一周，他整个人像失水一样，蔫了下来。也没胃口吃饭，一天

脊柱节段神经与脏器相关关系示意图

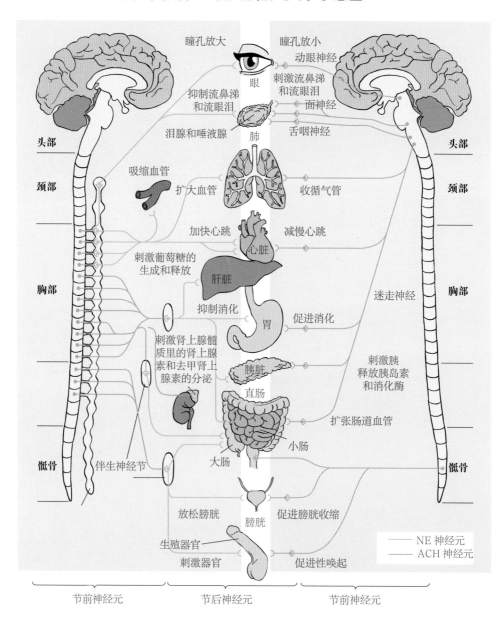

128

比一天吃得少。在接下来的半个月，他每天做牵引、针灸、理疗，腰痛得到了些许缓解。但病情实在是严重，医生主张做手术，将椎间盘脱出组织摘除。

按西医来说，腰椎间盘脱垂9.8毫米压迫神经，病情是十分严重的，不做手术就不可能康复。但这个手术要牵连到脊柱丰富的神经，有风险，复发率也高。这位患者有一个亲戚腰椎骨质增生、腰椎间盘脱垂，前年做过这个手术，但不到一年就又复发了。因此这位患者十分顾虑。23天的时间，吃喝拉撒只能在床上解决，在医院"不手术就出院"的一再催促下，他也动摇过想过做手术。不知道他从哪里要到了我的电话号码，试着给我打了个电话，把大致情况说了下。我让他把片子送过来给我看。看完后，我跟他说如不手术也是可以的。

他出院后第二天我带上助理往他家赶，给他做了中药离子导入和手法复位，不到一小时几乎无法动弹的黄先生，就能够以自己的力量跪坐到床上，明显的改变效果让黄先生自己都觉得惊讶。他严格按照我的方案，进行了系统的中药离子导入技术治疗，坚持用艾叶水擦身，用阿胶、黑芝麻、核桃、山药等制成膏服用，注意卧床姿势，戒除寒凉食物。

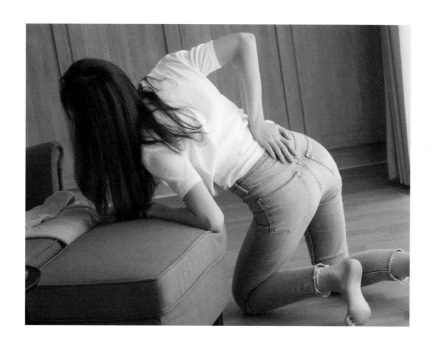

到了第9天，奇迹出现了！他终于可以下地行走了！

下面我把方案里的方法说具体些，有类似情况的患者可以照着做。

（1）泡脚 第一周用艾叶连泡3天（500克艾叶分6次），再泡4天白水；第二周以后泡2天艾叶（时间需有间隔，周二、周五），其余5天泡清水。每次泡到额头微微出汗为止。

（2）戒除寒凉食物，多吃补气食物，如黑米、红薯、栗子、黑豆、野菜、韭菜、大蒜、大葱、姜、樱桃、荔枝、榴莲、香菇、木耳、莲子（去心）、芡实、大枣、牛肉、羊肉、鸡肉、鹌鹑、桂鱼、鳝鱼、泥鳅、鲈鱼、虾、海参、鲫鱼、鲤鱼、鲢鱼、黄鱼、比目鱼、鸡蛋、鹿茸。

（3）可根据个人实际情况，选择适量的阿胶、山药、黑芝麻、核桃、鹿茸、松子、枸杞子等补血补气食物，碾成粉，加入适量的红糖、药酒蒸熟制成膏。

（4）选择"燕子飞"、倒走、地上爬行的运动方式。需要特别指出的是，像动物走路一样在地上爬行的姿势有助于修正你的腰脊椎里面的压迫、滑脱、塌陷。里面的无菌性肿胀会根据你的爬行强度还有爬行时候的弓式牵拉自觉修整好。建议每天在地上爬行2~3次，每次5~6分钟。

"燕子飞"作为锻炼颈椎和腰椎的重要方法，有时候胜于吃药。"燕子飞"动作分两种，一种是站立姿势下的"燕子飞"，一种是俯卧在床上做

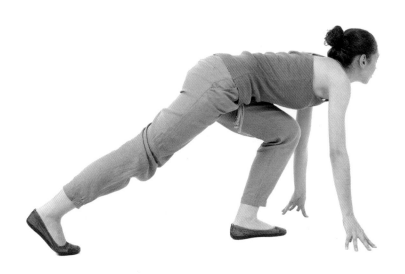

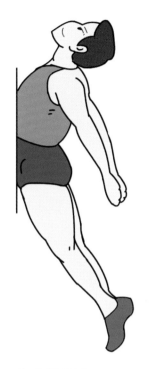

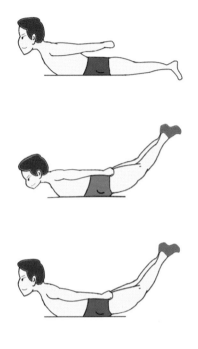

的"燕子飞"。

站姿燕子飞是保持靠墙站立,肩向后平移,双臂轻轻向后,双手掌平伸,掌心相对或向后,模拟燕子俯冲时收起翅膀的动作。以腰底部为中心轻轻向前,从侧面看略有点像"挺肚子"的感觉。每天早晚各1次,每次50下。

俯卧式燕子飞是在硬床上,取俯卧位,脸部朝下,双臂以肩关节为支撑点,轻轻抬起,手臂向上的同时轻轻抬头,双肩向后向上收起(肩胛骨收缩)。与此同时,双脚轻轻抬起,腰底部肌肉收缩,尽量让肋骨和腹部支撑身体,持续3~5秒,然后放松肌肉,四肢和头部回归原位休息3~5秒再做。每天做90个,分3次完成,每次30个。在起床前、临睡前做效果会更好,刚开始时,可先做10~20个,逐渐增加。

(5)理疗。采用中药离子导入技术治疗。

现代人体质大多偏寒,气血亏虚。冷饮、冰淇淋、苦瓜等寒凉食物不忌口,则容易造成寒凉体质,气虚血虚加重。一旦气血不足,则无法支撑颈椎的正常生理功能,就可能诱发疾病。

吴贵勋主讲

扫码免费收听
热养生音频课

第四节
别让你的关节受凉

有许多人在平时运动、行走或者劳动中会突然感觉关节疼痛，包括膝盖、肩膀、手肘、手腕等等，在阴雨天气疼痛还会加重，活动不便，这很可能是得了关节炎了。

关节炎泛指发生在人体关节及其周围组织的炎性疾病，可分为数十种。我国的关节炎患者人数有1亿以上，且人数在逐年增加。在这些患有关节炎的患者中，除少部分是由反应性、创伤性、感染性关节炎或免疫疾病导致的关节炎以外，大多数都是风湿或类风湿关节炎、骨性关节炎以及痛风性关节炎。

《黄帝内经》里提到："痛则不通，通则不痛。"关节也是经络最容易淤堵的地方之一，就像河流弯曲的地方容易沉积泥沙一样，淤堵后可能就会有痛麻酸胀的感觉。关节炎的主要临床表现缓慢发展的关节红、肿、热、痛、功能障碍及关节畸形，严重者甚至会有残疾，影响患者生活质量。

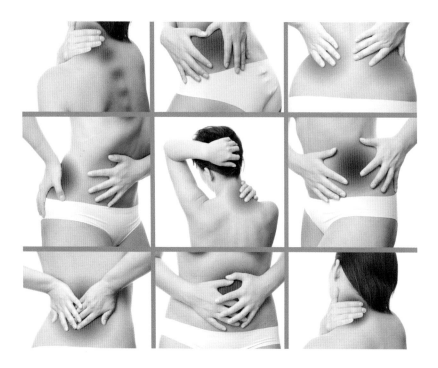

关节炎的病因

中医对于关节炎病因病机的阐述最早见于《黄帝内经》，《素问·痹论》指出"风、寒、湿三气杂至，合而为痹，其风气胜者为行痹，寒气胜者为痛痹，湿气胜者为着痹也""所谓痹者，各以其时重感于风寒湿者也"。

什么意思呢？痹病的发生往往是在身体虚弱的情况下，感受自然界的风、寒、湿、热等邪气所致。身体感受外邪后，阻滞经络、气血运行不畅，于是就会出现关节的疼痛、肿胀等症状。

我们发现，各种关节炎有着共同的病因，都能归结到中医的"痹证"范畴。

中医认为，痹症的发生以肾阴亏损为本，还与外邪侵袭、劳损过度、外伤等有关。具体表现有以下几方面。

(1) 先天不足，肝肾阴虚，外邪易乘虚而入；或房事过度，肾阴亏损，肾精不足；或久病耗损肾阴，阴虚血少。或者长期进食寒凉食品，损伤肾阳，日久亦损肾阴。因肝肾功能失调而致气血运行不畅，防御功能下降，成为关节炎发病

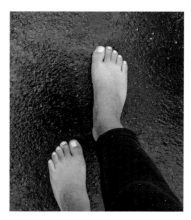

的内在基础。

(2) 由于长期居住在阴冷潮湿环境，或涉水冒雨，或长期浸泡冷水等原因，风、寒、湿邪侵入人体，痹阻经络，不通则痛，造成关节酸麻、疼痛。

(3) 风寒湿邪，流连不去，郁闭阳气日久，郁而化热化火，变生热毒，阻滞血脉，血瘀气阻。这在关节部位也会体现出来。

(4) 湿热内生，蕴结为毒，攻注骨节，或邪热灼伤血脉，或热伤阴津，血脉干涩，脏腑、筋骨失去濡养，关节的功能逐渐衰弱。

(5) 湿热瘀相互蕴结，阻于经脉，气血瘀滞，气机不畅，终致湿热痰瘀痹阻经络，流注骨节，导致关节红肿、疼痛。

所以祛风、散寒、除湿以及舒经通络、加速气血运行为治疗本病的基本原则。

关节炎该怎么办

有个姓黄的阿姨退休在家，而且很爱运动，早上5点半就和其他退休的朋友去厦门一个很有名的景点——植物园爬山，除了下雨天，每天都会去走1小时。到了晚上也会相约去中山公园跳广场舞。差不多2年多时间，感觉腿不舒服，膝盖肿了，去检查还有积液。她找到我，说了情况。我就让她改变运动习惯。早上太阳没晒过的地方，相对于我们的腿是阴，腿就很容易吸了湿气。晚上很晚了，没注意寒气就从膝盖入侵，所以要在太阳照的地方运动，不然治好了也没用。她听我的话，进行了治疗，2个月就好了。过了半年后，她又忘了我说的话。又开始早上爬山，晚上跳舞。可是过了半年，她又来找我。这时候她才真正地明白，她的腿真的不能受凉。那次治好了后，到现在再也没犯了。

我给她的方案很简单，你也可以这么做。

(1) 改善生活及工作习惯，减少膝关节负重。避免过多的蹲起、爬山等动作，可选择骑车、游泳等有利关节的运动。

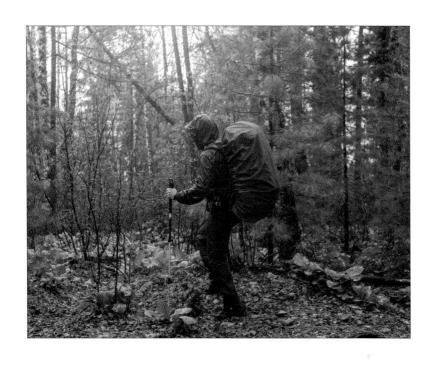

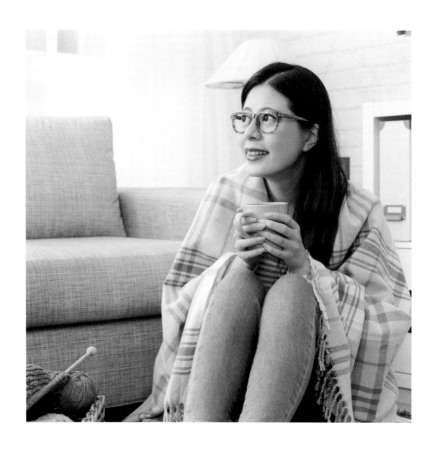

（2）忌寒凉，温补气血以补血为主。不吃性寒、性凉的食物，可根据个人实际情况选择适量的阿胶、红枣、黑芝麻、核桃、当归等补血补气食物，碾成粉，加入适量的红糖、药酒蒸熟制成膏服用。

（3）建议吃补血早餐补血。每天早晨1个土鸡蛋、去核红枣1~2个（不可过多，以免伤胃）、15个桂圆干(去壳)、去皮老姜、红糖，少量水，隔水炖，水烧开后小火炖20分钟，搅拌均匀即可食用。

（4）注意保暖。在寒冷的冬季，低温或巨大的温差会导致肌肉和血管收缩，引起关节疼痛。天气虽不是关节炎发病的直接原因，但往往是引发疼痛的诱因。

（5）泡脚。常泡脚可以促进血液循环，尤其是对那些经常感觉手脚冰凉的人，是一个很好的保健方法，每周2次艾叶泡脚有温经活络、散寒止痛的作用。

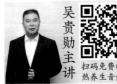

吴贵勋主讲

扫码免费收听
热养生音频课

第五节
静脉曲张也是气血凝滞

下肢静脉曲张，指下肢浅表静脉发生扩张，延长、弯曲成团状，晚期可并发慢性溃疡的病变。

有许多长期负重或者站立工作者、孕妇、体力活动强度高或久坐少动、姿势不当者，常常在某个时候会发现小腿酸胀、疼痛，再一看，腿上或多或少长了些青色的"蚯蚓"。这些"蚯蚓"就是我们常说的下肢静脉曲张。下肢静脉曲张是静脉系统最主要的疾病，也是四肢周围血管病患中最常见的一种。

下肢静脉曲张的临床表现早期仅有患肢酸胀、乏力、沉重、疼痛等症状，浅静脉轻度扩张、显露，后期可因静脉瘀血而引起营养障碍，色素沉着，在足部并发经久不愈的顽固性溃疡。

下肢静脉曲张未破溃前，在中医学中，属于中医的"筋瘤"范畴，破溃后为"臁疮"范畴。

《外科正宗》云："筋瘤者，坚而色紫，垒垒青筋，盘曲甚者结若蚯蚓。"

"筋瘤"首见于《灵枢·刺节真邪》，"筋屈不得伸，邪气居其间而不得反发为筋瘤"，阐明了筋瘤的病因病机。

"臁疮"为慢性下肢溃疡，属"筋瘤"的后期并发症。在古代文献中还有"裤口疮""裤风""烂腿"等名。首见于《疮疡经验全书》，谓"里外臁疮，三里之旁，阴交之侧生之者，盖因湿热风毒相搏而至然也"。这阐明了臁疮的发病特点及病因病机。

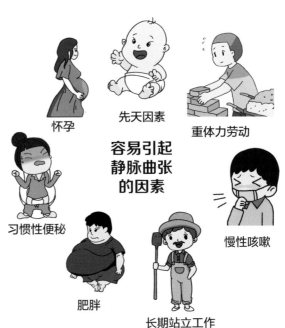

怀孕　先天因素　重体力劳动

容易引起
静脉曲张
的因素

习惯性便秘　肥胖　长期站立工作　慢性咳嗽

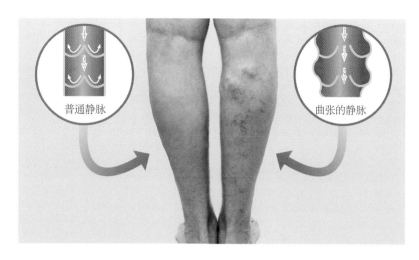

普通静脉　　曲张的静脉

下肢静脉曲张的病因病机

随着现代中医学的深入研究与发展，目前认为引起下肢静脉曲张的病因病机有如下几方面。

(1) 气滞血瘀。长久站立及行走，或持久负重，劳则气耗，伤及肝肾，肾气亏虚，无力推动血液运行，气滞血瘀，造成瘀血阻滞脉道，脉络堵塞不通，故弯曲成团，不通则痛。小腿部有明显的青筋迂曲，压痛或刺痛以及舌脉表现。伴有精神郁闷、烦躁易怒。

(2) 营卫失和。久居阴凉、潮湿之地，受风寒或涉水淋雨，或长期涉水作业，寒湿外袭，阻于经络，凝结筋脉，气血运行失畅，筋挛血瘀，成块成瘤。因此小腿青筋暴露，皮肉挛急，或伴下肢坠胀，水肿。

(3) 寒湿凝滞。小腿青筋迂曲，下肢浮肿，畏寒沉重，脉濡缓。伴食欲不振，腹胀腹泻。

(4) 气血亏虚。先天不足、年老体弱或进食寒凉，肝肾亏虚，气虚则下陷，气血运行的通道不够充盈，造成静脉壁软弱、静脉瓣膜的活动受到影响，血液流动不畅。下肢青筋迂曲，小腿轻度肿胀，皮肤色素沉着，下肢沉重，伴有全身乏力。

(5) 肝火亢盛。下肢筋脉怒张，红肿，性急易怒，头晕目眩，胁肋灼痛，口苦目赤，小便短赤，大便燥结。

(6) 血燥筋挛。小腿静脉曲张、挛急疼痛以及阴虚肝旺的表现。

（7）热毒炽盛。主要症状表现为青筋暴露，突出皮肤，肢体肿胀疼痛，皮肤发红，按之灼热。

（8）湿热下注。嗜食辛辣刺激之品，湿热内生，加之长期站立，以致湿热下注，而使脉络气血运行受阻，瘀血凝滞，瘀结于下则为本病。久之湿瘀互结，郁而化热，导致热盛肉腐，形成溃疡，加之气血不利，则经久不愈。因此，小腿青筋怒张，局部发痒，红肿，疼痛，或有溃破，滋水淋漓，疮面腐暗。伴口渴，便秘，小便黄赤。

静脉曲张怎么办

有位患者，下肢静脉曲张20多年，腿部已形成紫癜性丘疹，丘疹表面已变为黑色融合成片硬块且边缘不清，局部有溃疡，双腿又疼又痒。去医院检查，医院建议做手术。她不想动刀"剥皮抽筋"就找到我。她按照我的指导，戒除寒凉和燥热的食物。做了3个疗程理疗，每天坚持回到家让她女儿帮他做腿部推拿。2个月后，腿部紫癜丘疹硬块消失，腿上血管颜色也越来越淡，基本接近肤色。两条腿轻松多了，她现在仍然坚持温补热养生，每天泡脚。

如果你现在已经出现下肢静脉曲张，你可以按我教她的如下方法来做。

（1）坚持每天晚上泡脚，

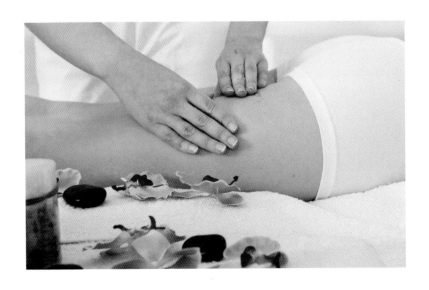

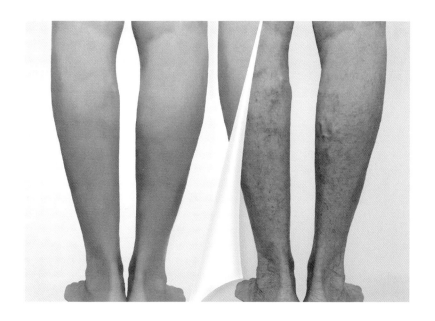

泡至额头微微出汗即可：每周
2天艾叶煮水泡（时间需有间
隔，如周二和周五泡艾叶），
其他时间泡白水。

（2）每晚泡完脚后平躺在
床上，在患肢下放1~2个枕
头，把患肢垫高，超过心脏高
度，然后请人用小鱼际远心端
（靠近足底处）向近心端（靠
近膝关节处）推拿患肢，一下
一下地推，大约进行10分钟。

（3）睡觉时保持脚的高度
超过心脏的高度，选择最舒服
的姿势，注意不要因此而让腿
部僵直。

（4）起床时举高患肢1分
钟，然后保持这个姿势穿上高
筒弹力袜，只有穿好袜子后才
可下地。保持弹力袜清洁，并

注意其弹性功能是否改变。当
弹力袜失去弹性之时应立即更
换。

（5）避免长期站或坐，常
让脚做抬高或放下运动。不过
建议平时少走路。

（6）停止吃一切寒凉、燥
热的食物，只吃性平、性温的
食物。

（7）理疗。用中药离子导
入法将活血化瘀的中药导入静
脉曲张部位，可以疏通经络。

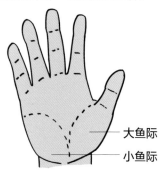

—— 大鱼际

—— 小鱼际

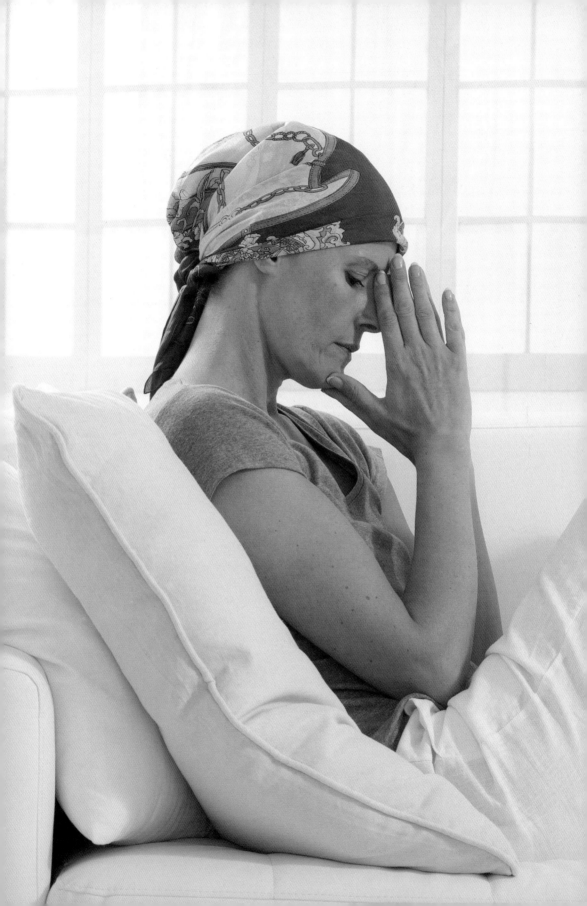

第七章

温暖你的身体，远离癌症

一般人们所说的『癌症』习惯上泛指所有恶性肿瘤。肿瘤这个词实际上是西医的观念，其实简单来说肿瘤只是身体聚集了垃圾而形成了包块。

吴贵勋主讲

扫码免费收听
热养生音频课

西医认为，肿瘤的病因尚未完全了解，可能是机体在各种致瘤因素作用下，局部组织的细胞在基因水平上失去对其生长的正常调控，导致异常增生与分化而形成的新生物。癌就是恶化的肿瘤，其实简单来说，就是身上长了一个包块、肿块，然后去做个病理。现在对癌症临床诊断的金标准就是病理诊断。那到底什么是病理，可能很多人不明白。病理就是把你身上的东西切下来，切得很薄很薄，放在显微镜底下看。病理医生如果看到这些不是正常的，那他就会判断这是癌。

那什么是正常的？他这个正常的标准是从哪里出来的呢？它是根据统计数据得出来的。其实这个标准并不太明确，每个人都不一样。每个人生活的地理环境、生活区域都不一样。有些标准是美国来的，是从美国人身上去取的。是美国的这些科学家们取了美国正常人的标本定出的标准。并不一定符合中国人的情况。有的时候，病理医生对于癌细胞的判断是基于他的临床经验。

既然是人根据经验去判定，难免存在主观性和不确定性。举例来说，你今天看到我并记住我的样子，那你明天可能又不敢确定是我，会不会这

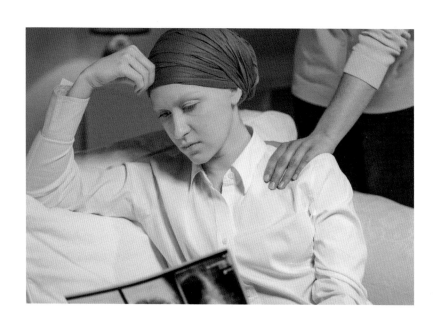

样呢？还有另一种可能，我拿张照片，早上你说这个照片是我的，到傍晚的时候你说这不像我，有没有这种可能呢？这个看片子的医生、看显微镜的医生，只凭着自己的经验去判断一个人是否得了癌症，是不是也有可能出错？

所以我认为对于癌细胞的病理诊断有两个问题，第一个问题：标准的问题，以谁为标准。第二个问题是诊断是由人做的，人都是有七情六欲的，偶尔会有"短路"的时候。所以有可能误诊。

癌症患者治疗现状

再来讲讲现代西医对癌症的治疗。根据对前来看诊的人的病理诊断，便确诊说是得了肿瘤、癌症，那怎么办？

首先就在外科开刀把它切掉。切完了，外科再做个病理。外科医生把他该做的事做完了，就将你转到肿瘤内科。肿瘤内科是干什么的呢？做化疗，化疗做完了就做放疗。

化疗有没有效果，谁证明化疗有效果？谁证明放疗有没有效果？谁证明什么叫作效果？对比这个效果，我不知道他说5年生存率超过百分之多少。这5年生存率是怎么来的？大家会存有疑虑。

癌症患者往往不是病死的，是被吓死的，5年生存率是百分之二十几、三十几？此

外，也有观点认为，对于癌症患者的过度治疗，也是导致死亡的重要原因。开刀切除肿瘤后，本来身体就不好，还做化疗、放疗、开刀，还能活得下去吗？

化疗药本来就是很强的化学毒性药物，打到你身上，你好的、坏的细胞都会受不了。放疗也是这样，你本来身体抵抗力就差了，再被折腾一下，你还能受得了吗？

有个领导干部，他夫人也是领导干部，得了肺癌，这个领导就让他夫人住在某个非常有名的三甲医院接受治疗。前期阶段当然也是手术，手术之后，做化疗。这个领导去跟那个科主任说："不惜一切代价，要把我夫人治好"。医院

院长也表态说一定尽力，转身又跟该科的主任说，要用最好的方法，不惜一切代价把这个阿姨给治好。

这个主任就让院长先走，自己跟患者聊。"现在国内这些化疗药有没有效果我也不知道，但是国外有一个化疗药不错，别的患者用了效果不错。" 这个领导一听说有希望，就说"按你的方法治"。然后，就每天八千块钱交给这位主任。因为这个药是这个主任设法从国外带回来的，国内没有，也就不能用医保。领导每天将八千块钱给这个主任，

主任就从抽屉里拿出两支药品交给护士，每天就这样子打点滴。

第一个月用了18天，后来说让患者休息几天，第二个月再继续打点滴。第二个月又来点了18天！以此类推，每个月点滴18天，前后持续6个月。6个月完啦！人走了！钱也花光了！主任说，对啊，很有效果啊！如果她不用这个药的话，很有可能一个月就不行了，现在就是因为用了这个药，才使得她的命延长到6个月。

这些事例，就是我们现在对癌症患者治疗的普遍现状。

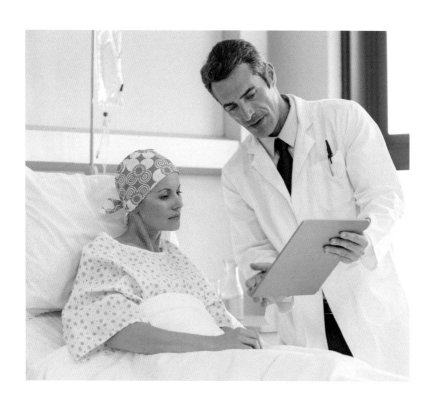

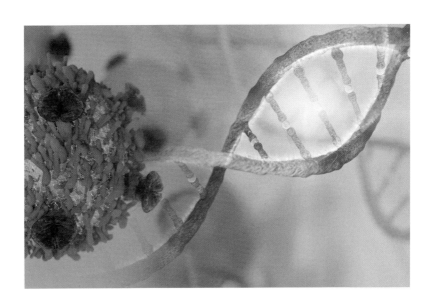

癌是患者体内气血的瘤结

癌是什么？通过多年地临床经验和研究，我有一些自己的想法，分享给大家。

我认为癌就是我们体内气血的瘤结。看到这个"瘤"字没有？它是体内气血的"留结"。留着不走了，就病了，就变成"瘤"了；其次，它就是我们人体产生的某种不正常物质的滞留。所以我认为，所谓的肿瘤癌症，是两个原因造成的。

第一就是气血不通畅，气血瘤结。

第二就是人体所产生的一些不正常物质的滞留。

那为什么人体气血会不通畅呢？为什么它会产生一些不正常的物质滞留在体内呢？这归结为两个字，那就是——温度。

我发现所有的癌症患者的基础体温都很低。基础体温就是早上起来，什么都不做时测量一下你的体温是多少。体温低，就说明两个问题，你体温这么低，你的气血就不足，因为你气血不足所以体温才低；体温低就会产生不正常的物质。有机化学告诉我们，要产生一个生成物，是要有反应物的，在一定的温度下才能够生成生成物的，才能够产生一些新的物质，如果没有这个温度条件，就需要对它进行加热。

相同的反应物在不同的温

度环境下产生的生成物是不一样的。每个人的体温都不一样，有些人是36.5摄氏度，有些人是36.2摄氏度，所以每个人产生的物质也不一样。产生了多余异样的物质也不要紧，那个物质如果能排出去也可以。但是问题就是你的气血又不足，你的身体太阴，你就不能把这个不正常的物质排出体外，这就是肿瘤了。所以说，瘤其实就是身体里面有了过多的毒素。当人体阳气太弱、运行能力偏差，这些毒素无法代谢的时候，就产生了癌症。毒素堵在血管称为微循环障碍，堵在心脏称为心肌梗死，堵在乳腺称为乳腺增生，堵在甲状腺称为甲状腺结节，堵在脸上称为痤疮，堵在皮肤称为疙瘩，堵在肝脏称为肝癌、肝硬化，堵在子宫称为子宫肌瘤。

很多人"谈癌色变"，在对抗癌症的心理上处于绝对的弱势地位。如果正确认识癌，积极阳光地面对问题，解决问题，癌症也会让路的。癌症不过是说明此时身上的毒素比别人多一点，有点堵塞。那我们把毒素排出去不就能有所缓解了吗？

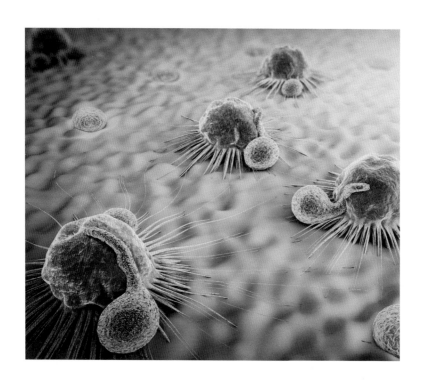

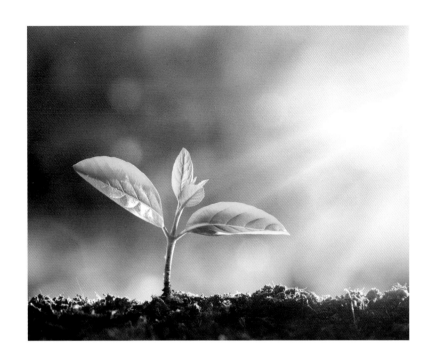

温度和癌有什么关系

癌症是一种从头到脚都有可能发病的疾病，那为什么心脏、脾脏、小肠（十二指肠）发生癌症概率较小，而食管、肺、胃、大肠、直肠、卵巢、子宫等却容易罹患癌症。发现了吗？我总结出一个规律：阳气正常的器官不容易发生癌症，阳气比较虚弱的器官癌症发生率就高。

中医认为，人体环境太阴就成形，那这个阴是怎么来的呢？那就是患者体内太凉、太寒，阳虚寒凝。当人体的阳气低下到一定程度时，就会产生内寒之症，阳虚部位的经脉和组织因内寒而慢慢结实成块，其结果必致周边的脏腑功能逐渐退化而产生各种病理产物，而且因功能退化而难于排出体外，最终被体内的寒气凝结而成瘤体。癌症没有我们想象的那么强大，它也是很脆弱的，它怕人体的阳气，当体内阳气恢复到较高的水平时，瘤体的寒凝物质就会逐渐被温散而排出体外，痞结就会散。

现在很多人治疗癌症一味地使用寒凉解毒、清热散结的化瘀药，虽然说它们可能确实能起到一点解毒、消除癌症组织的作用，但它损伤了人体的阳气，人体自身消除毒素的能力受到了损伤，这是得不偿失的。

我用文学的方法来比喻：寒湿的木头长木耳，寒湿的体质长肿瘤，木耳摘了还会长，肿瘤切了也会长。所以我常说，对于癌，切除只是手段，但不能解决问题。想不长木耳，需要把木头拿到太阳底下晒晒；同样道理，想不长肿瘤，需要将体内的寒湿排出体外，让经络不淤堵，气血不亏虚。所以治疗癌症应该从补阳气、祛湿寒开始，那怎么补怎么祛——养阳气！

设法提高体温来预防和抵抗"癌"

(1) 忘记自己的"癌症"。人的生命，可以分成两个系统，一个叫信息系统，它有很强的自组织能力；一个叫意识系统，具有可自控能力。这是两种相互矛盾又相互帮助的能力。例如：饿了要吃饭，"人逢喜事精神爽"，假使人觉得精神特佳，吃饭味道特好，消化能力就增强；如果精神受到打击，消化能力就会受挫，食欲就减退。这说明人体的自组织能力在很多时候是受意识影响的。患癌不是必死，却被错认为必死后，一个最可怕的"副作用"是意识体系的自卫系统被摧毁。人们一听到说自己得了癌症，便日夜不安，天

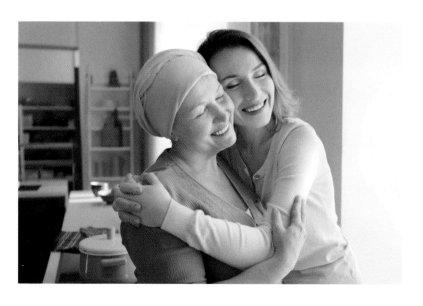

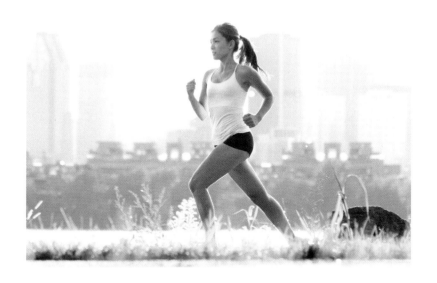

天吃不下，睡不着，生命的自组织能力没有办法再从事抗癌的工作，相反地帮助了肿瘤的发展。所以说80%的癌症患者死于恐惧，是被吓死的。

我们一定要明白，现代医学没有完全清楚什么是肿瘤，只是把认识的肿块、结节，命名为"癌"而已。

如果将"癌"认为是"爱的晶体"，又会有怎样的结果？你管它长的是什么，能吃能睡，能跑能跳，能哭能笑，还要怎样。所以只要放下思虑，让大脑安静下来，阳气就能复生。打坐的目的是什么呢？其实就是空，大脑空出来

了，做到"忘我无我"，阳气就复生了。阳气一复生，阴就败了，癌即肿瘤就是人体太阴形成的。

（2）戒除寒、凉性质的食物。中医认为生命就像一艘不停地向前航行的船，生病（癌症也一样）就像船身在行驶中发生的不平衡，也就是阴阳（寒热虚实）的不平衡。只要身体平衡，生命就会继续向终点行驶，完成它的历史使命。癌症患者大多在发病前爱吃寒、凉性质的食物，基础体温都会比正常人低一些。我们常说生病是不良生活习惯造成的，生病了，那我们为何不去

改变我们的习惯呢?

(3)运动。每天在温和阳光下运动至少40分钟以上,运动是能够让身体增加阳气,让运化加快的行之有效的方法。所以癌症患者必须要有运动,只是这个运动不宜过于剧烈,以免损伤气血。以运动到微汗出和舒服为宜,坚持下去,自然会增加人体的阳气和排毒能力。

(4)泡脚。我们双足上的在编穴位有66个,约占全身穴位的1/10,因此,脚是人体的第二心脏,建议以42~45摄氏度温暖舒适的热水泡脚,可以供给它能量,促进全身的经络和血脉畅通,增加足部的血液流速和流量,增强新陈代谢。

(5)喝水。每天至少喝2000毫升温开水,避免尿量过少、过浓,以至不能及时把细菌等有害物排出体外。当在一定时间内喝下2杯水后,人体内的新陈代谢会加快30%。按照这一研究结果,每天喝下1500毫升的水,每年能多燃烧掉7.3万千焦耳热量,减掉2.3千克体重。

(6)每天喝10毫升姜蒜汁,保养血管、清除毒素。

姜蒜汁通过清除血管内壁的油脂和斑块从而软化血管,恢复血管弹性;降低胆固醇和三酰甘油、降低血液黏稠度,从而提高血液流速,加快清除血液里的垃圾,从而使身体恢复到最佳的生活状态。

最后还有一个很重要的恢复阳气的方法,那就是"爱"。

我们有很多的情绪,诸如嫉妒、憎恶、愤恨、贪恋、执着等,这些都是消耗阳气的。而唯有爱是让人增加阳气的。很多时候我们得癌症,是因为我们缺少爱。也有说法是因为自私,因为不爱他人,只想到自己。如果你能够去爱,能够放下一切的憎恨,放下你和这个世界一切的纠结和烦恼,这种阳气生成的力量,往往大过一切。